Praxisbuch DMSO

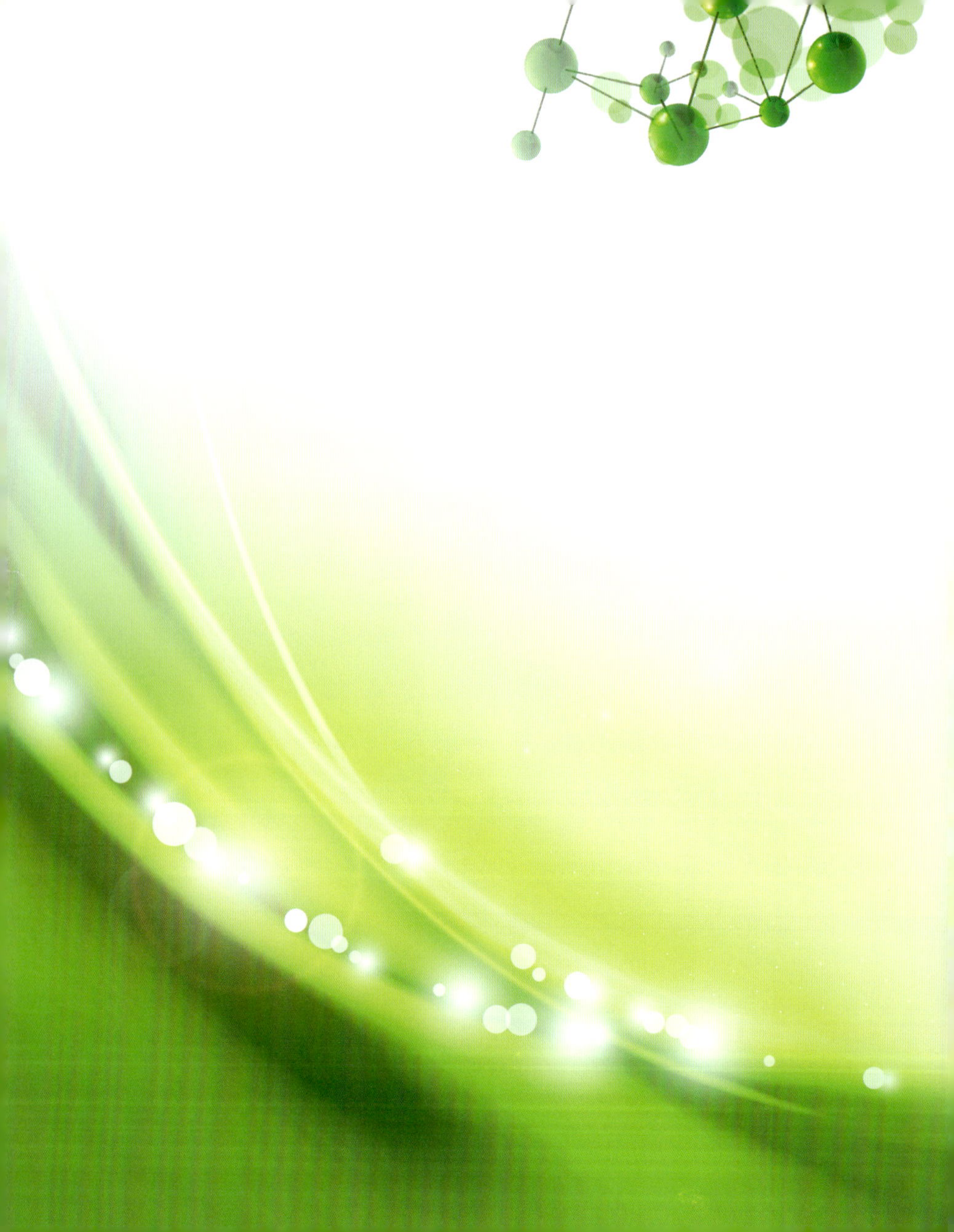

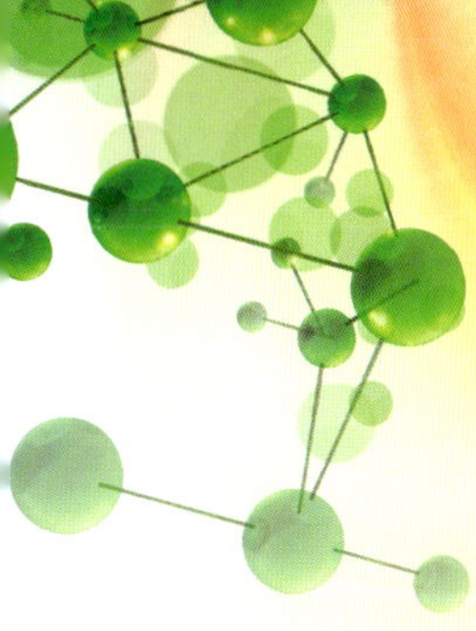

Gabriela Schwarz

Praxisbuch DMSO

Das natürliche Universalheilmittel:
hemmt Entzündungen, lindert Schmerzen und stärkt das Immunsystem

KOPP VERLAG

1. Auflage März 2019
2. Auflage Juni 2019
3. Auflage März 2020
4. Auflage August 2020
5. Auflage Juli 2021
6. Auflage Januar 2022
7. Auflage November 2023
8. Auflage Januar 2025
9. Auflage Juni 2026

Umschlaggestaltung: Nicole Lechner
Satz und Layout: opus verum, München

ISBN: 978-3-86445-654-1

Gerne senden wir Ihnen unser Verlagsverzeichnis
Kopp Verlag
Bertha-Benz-Str. 10
D-72108 Rottenburg
E-Mail: info@kopp-verlag.de
Tel.: + 49 07472 9806-10
Fax: + 49 07472 9806-11

Unser Buchprogramm finden Sie auch im Internet unter:
www.kopp-verlag.de

Hinweis und Haftungsausschluss

Dieses Buch wurde mit großer Sorgfalt sowie nach bestem Wissen und Gewissen recherchiert, erstellt und geprüft. Für die Vollständigkeit, Richtigkeit und Aktualität der Inhalte kann jedoch keine Garantie oder Gewähr übernommen werden. Der Inhalt des Buches repräsentiert die persönliche Erfahrung und Meinung der Autorin und dient nur dem Unterhaltungszweck. Keinesfalls kann dieses Buch die individuelle medizinische Beratung durch einen Arzt ersetzen. Wenn Sie medizinischen Rat einholen möchten, konsultieren Sie bitte einen qualifizierten Arzt. Es wird keine juristische Verantwortung oder Haftung für Schäden übernommen, die durch kontraproduktive Ausübung oder durch Fehler des Lesers verursacht werden. Die Autorin übernimmt keine Garantie für den Erfolg der in diesem Buch aufgeführten Anwendungen. Ebenso wenig übernimmt die Autorin Verantwortung für das Nichterreichen der im Buch beschriebenen Ziele. Der Verlag und die Autorin übernehmen keine Haftung für eventuelle nachteilige Auswirkungen, die in einem direkten oder indirekten Zusammenhang mit den im Buch enthaltenen Informationen stehen.

Bildnachweis

wikimedia: Berzelius (11), Regnault (12), Saizew (12), Lovelock (13), Dimethylsulfoxid (16), Rob Lavinsky (17), Ekzem_mpm (78)
bd_emerald_syringe_307728_press (30)
Fotolia: DMSO-Flasche_Bogdan Mihai (27), New Africa (32), Prixelmixel (35), DMSO_Creme mayrum (37), Floydine (40), xamtiv (45), molekuul.be (46), stockpics (48), ag visuell (51), by-studio (55), fotohansel (57), Henrie (61), artstudio_pro (65, 102), spline_x (67), adrian_ilie825 (74), domaskina (85), luaeva (92), MicroOne (106), Hairem (114), Stefano Garau (116), chika_milan (120) Adobe Stock: Valenty, 63 Creation (10), Rido, chris (22), Valenty, Syda Productions (42), Valenty, Creation (54), underdogstudios, Valenty (58), Valenty (118, 122)
Shutterstock: LedyX (54), Proskurina Yuliya, vgstudio (118), Yellowj, mylisa, restyler (122)

Inhalt

Vorwort

Gerade bei alternativen Therapiemethoden werden Anwender oft mit der Aussage konfrontiert, die Wirksamkeit der Heilmittel sei bisher nicht ausreichend nachgewiesen. Für die omnipotente Flüssigkeit Dimethylsulfoxid, kurz DMSO, trifft dies allerdings nicht zu. Im Gegenteil, DMSO wurde in den Jahren seit der Entdeckung seiner therapeutischen Wirkung, also ungefähr Mitte der 1960er-Jahre, intensiv erforscht. Mittlerweile gibt es mehr als 11 000 Publikationen zu seiner medizinischen Anwendung, und diese sind größtenteils in renommierten Fachzeitschriften erschienen.

Doch trotz dieser Belege für seine Wirksamkeit ist DMSO fast gänzlich aus dem Bewusstsein der meisten Ärzte verschwunden. Und dies völlig zu Unrecht! DMSO ist ein außergewöhnliches Heilmittel, das bei vielen Indikationen sehr erfolgreich eingesetzt werden kann – ganz ohne nennenswerte Nebenwirkungen.

In diesem Buch möchte ich Ihnen nicht nur die Geschichte des natürlichen Heilmittels DMSO näherbringen, sondern vor allem praktische Anleitungen und Tipps zur Anwendung bei den wichtigsten Indikationen geben.

Vergessen Sie aber bitte nicht, dass es für die Anwendung von DMSO, wie für viele Naturheilmittel, beispielsweise Homöopathika, keine »Betriebsanleitung« gibt. Wenn Sie DMSO selbst anwenden möchten, dann verlangt dies von Ihnen ein gewisses Maß an Eigenverantwortung. Denn die in diesem Buch vorgestellten Anwendungen basieren hauptsächlich auf Erfahrungswerten und Berichten begeisterter Benutzer. Hier gilt also wie so oft der Satz: »Probieren geht über studieren!« Auch die angegebenen Verdünnungen sind immer nur ungefähre Werte. Sie müssen sich an die für Sie passende Verdünnung »herantasten«.

DMSO ist frei erhältlich. Sie können die Flüssigkeit also in Apotheken oder Onlineshops in zertifizierter pharmazeutischer Reinheit (99,7- bis 99,9-prozentig) mit dem Zusatz Ph. Eur. (European Pharmacopoeia beziehungsweise Europäisches Arzneibuch) erwerben. So bietet DMSO nicht nur Ärzten und Heilpraktikern die Gelegenheit, es als hoch wirksames natürliches Heilmittel einzusetzen – sei es als alleiniger Wirkstoff oder in Kombination mit allen Heilverfahren der Schulmedizin und der Naturheilkunde –, sondern es ist auch eine Bereicherung für Ihre Hausapotheke. Ich bin mir sicher, dass Sie in Kürze bereits ebenfalls ein Fan von DMSO sein werden.

Sehr ans Herz legen möchte ich Ihnen, mit dem Arzt Ihres Vertrauens über Ihr Vorhaben, DMSO zu verwenden, zu sprechen. Denn nur er kann Ihnen sagen, ob sich eine bereits bestehende schulmedizinische Medikation mit DMSO verträgt oder nicht. Oder ob Sie durch die Anwendung von DMSO eventuell sogar andere Medikamente niedriger dosieren können. Und wer weiß, vielleicht können Sie Ihren Arzt ja auch für DMSO begeistern, wenn er Ihre Heilerfolge sieht.

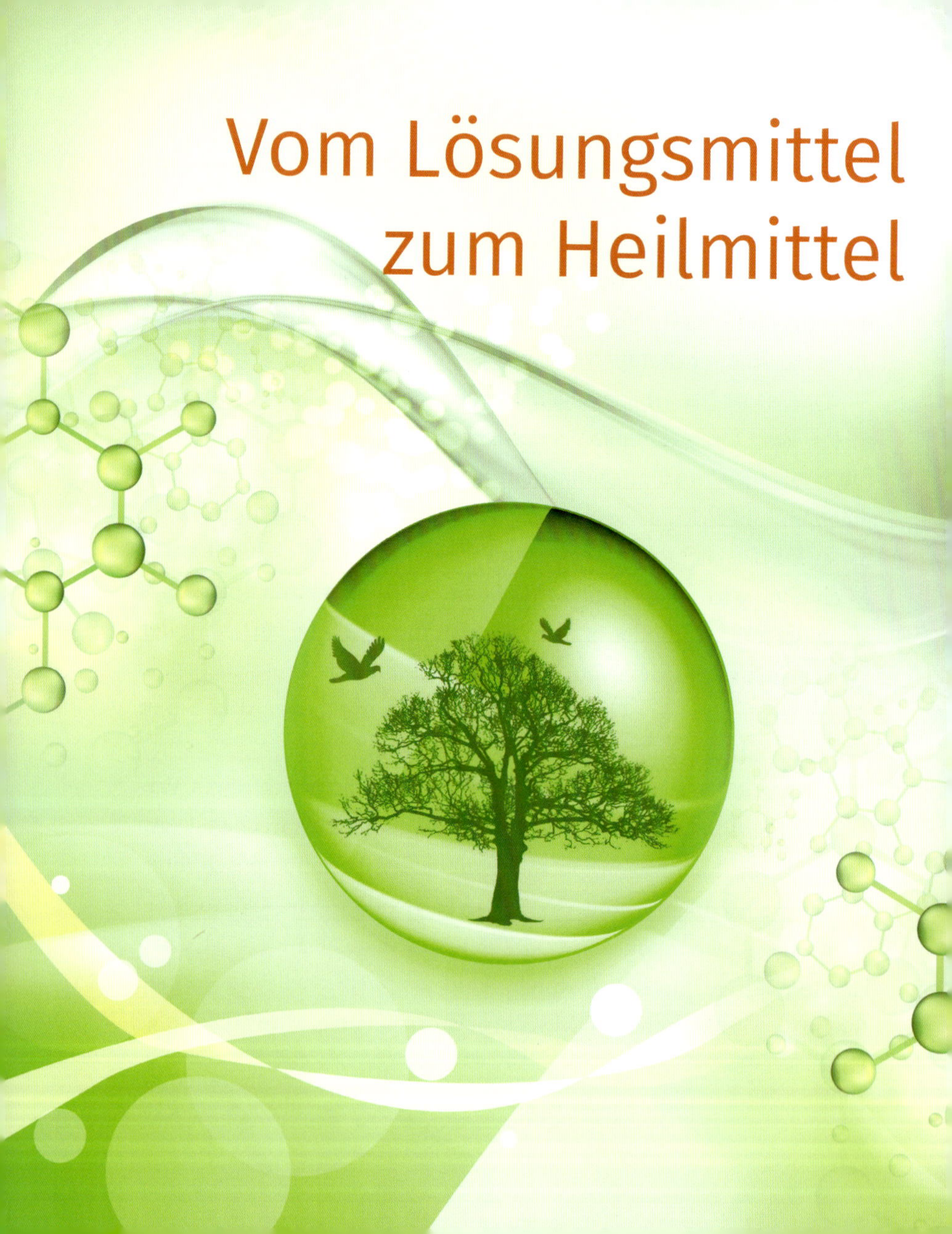
Vom Lösungsmittel
zum Heilmittel

Die Geschichte von DMSO (Dimethylsulfoxid) beginnt eigentlich bereits bei Löns Jakob Berzelius (1779–1848). Der Professor für Chemie und Pharmazie am chirurgischen Institut in Stockholm (seit 1810 Karolinska-Institut) beschrieb in seinem *Lehrbuch der Chemie* erstmals die Verbindung Schwefelmethyl, einen der Bestandteile des späteren »Dimethylis sulfoxidum«. 1840 stellte Henri Victor Regnault (1810–1878) Schwefelmethyl mit der Summenformel $S(CH_3)_2$ dar und beschrieb die Substanz im *Pharmazeutischen Central Blatt* als Synonym für Schwefelwasserstoff-Holzäther. Sowohl Berzelius als auch Regnault erwähnten den äußerst unangenehmen Geruch der Verbindung. Im Jahr 1866 synthetisierte der russische Wissenschaftler Alexander Michailowitsch Saizew (1841–1910) aus Schwefelmethyl und Salpetersäure die Substanz mit der chemischen Formel $(CH_3)_2SO$. Saizew und seine Mitarbeiter stellten fest, dass sich das farblose, nach Knoblauch riechende ölige DMSO im Labor sehr gut mit nahezu allen anderen Chemikalien kombinieren ließ. Die-

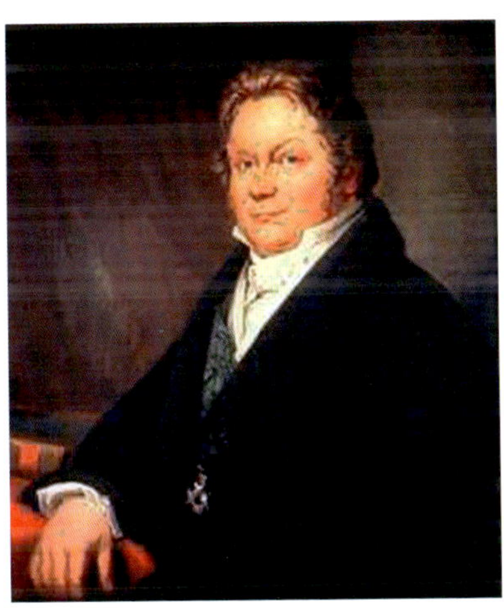

Löns Jakob Berzelius (1779–1848)

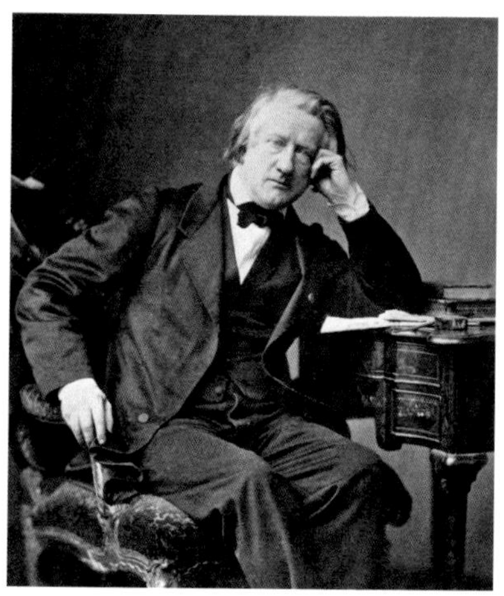
Henri Victor Regnault (1810–1878)

se Erkenntnisse, auch über die Verwendung als Lösungsmittel, Fettlöser, Farbverdünner und Frostschutzmittel, veröffentlichten Saizew und seine Mitarbeiter ein Jahr später unter dem Titel »Ueber die Einwirkung von Salpetersäuren auf Schwefelmethyl und Schwefeläthyl« in einem deutschen Chemiejournal. Für fast 100 Jahre war dies die einzige Publikation zu DMSO. Erst nach dem Zweiten Weltkrieg rückte die Substanz wieder in den Fokus der Chemiker, und zwar als Lösungsmittel.

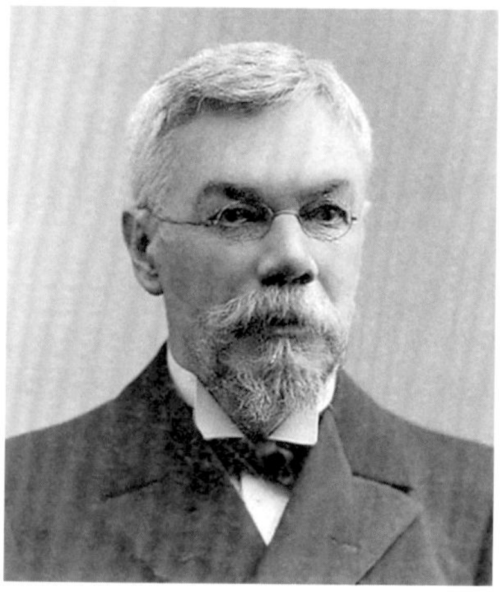
Alexander Michailowitsch Saizew (1841–1910)

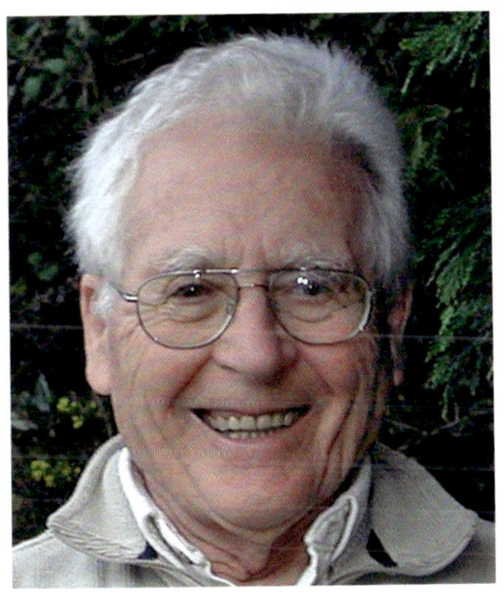

James Ephraim Lovelock (geb. 1919)

1959 erschien in *The Lancet,* einer der ältesten medizinischen Fachzeitschriften, ein Artikel, in dem der Engländer James Ephraim Lovelock (geb. 1919) rund ein Dutzend Lösungen beschrieb, die sich mit Wasser verbinden sowie Schäden an tiefgefroren gelagerten roten Blutzellen minimieren. Zu diesen Substanzen gehörte auch DMSO.

DMSO als Heilmittel – ein Zufallsfund

Der therapeutische Nutzen von DMSO wurde erst 1961 erkannt, und zwar von Dr. Stanley W. Jacob, Professor für Chirurgie an der Oregon Health & Science University in Portland, USA. Eigentlich war er auf der Suche nach einem Konservierungsmittel für Organe, die zur Transplantation vorgesehen waren, als er auf die Publikation von Lovelock stieß. Er testete alle beschriebenen Lösungen und fand auf der Suche nach einer Quelle gleich auch einen günstigen DMSO-Produzenten. Dass er auf die pharmakologischen Effekte von DMSO stieß, war purer Zufall: Versehentlich schüttete er sich die Substanz über die Hand. Schon kurz nach dem Hautkontakt verspürte er einen eigenartigen Geschmack auf der Zunge, der ihn zuerst an Austern erinnerte. Aus diesem »Selbstversuch« zog er die Schlussfolgerung, dass diese klare und leicht nach Knoblauch riechende Flüssigkeit rasch und tief in die menschliche Haut einzieht. Dr. Jacob begann, mit der Substanz zu experimentieren. Schon bald fand er heraus, dass es sich bei DMSO um einen vielseitigen Wirkstoff handelt.

Der amerikanische Chemiker Dr. Robert Herschler machte eine ähnliche Erfahrung. Bei Versuchen zur Löslichkeit von Pflanzenschutzmitteln in DMSO kam die Haut des Leiters der Forschungsabteilung der Crown Zellerbach Corporation, einer großen amerikanischen Papierfabrik, mit einer DMSO-Lösung in Kontakt, in der eine hochgiftige Substanz gelöst war. Innerhalb weniger Minuten traten bei ihm gesundheitliche Probleme wie Atemnot und Bewusstseinsstörungen auf. Diese veranlassten ihn zu der Annahme, dass DMSO das Gift sehr schnell über die Haut in den Körper transportierte und so die beschriebenen gesundheitlichen Probleme ausgelöst wurden.

Dr. Jacob und Dr. Herschler tauschten ihre Erfahrungen mit DMSO aus und arbeiteten seitdem zusammen. Sie erforschten DMSO zunächst an Pflanzen und Tieren. Später dehnten sie ihre Forschungen auch auf den Menschen aus, da DMSO bei ihnen selbst Brandwunden gelindert hatte. In anschließenden Tests stellten sie fest, dass DMSO Kopfschmerzen, Schnupfen, Nebenhöhlenentzündungen, rheumatische Beschwerden und Verstauchungen linderte, nachdem sie die entsprechenden Bereiche mit der Substanz eingerieben hatten. Außerdem stellten sie fest, dass DMSO keine ernsten Nebenwirkungen verursachte – mit Ausnahme von Hautausschlägen, die aber schnell abklangen.

In den folgenden Jahren verschrieben sich die beiden Wissenschaftler der intensiven Erforschung weiterer medizinischer Indikationen für DMSO. Sie zeigten, dass DMSO Schmerzen lindern, Schwellungen reduzieren, die Blutversorgung verbessern, das Bakterienwachstum verlangsamen, Narbengewebe erweichen sowie die Wirksamkeit anderer pharmakologischer Substanzen erhöhen kann.

Schwefel macht aus DMSO eine besondere Flüssigkeit

Trotz des sehr nach purer Chemie klingenden Namens Dimethylsulfoxid handelt es sich bei DMSO um eine in der Natur vorkommende kleinmolekulare, organische Schwefelverbindung mit der chemischen Summenformel $(CH_3)_2SO$.

Früher wurde DMSO hauptsächlich aus Holzbestandteilen im Rahmen der Zellstoff- und Papierherstellung gewonnen. Heute wird DMSO synthetisch hergestellt, wodurch die Substanz in einer höheren Reinheit vorliegt.

Chemische Formel von Dimethylsulfoxid

$$H_3C-\overset{\displaystyle O\atop\displaystyle \|}{S}-CH_3$$

Es ist der Schwefel, der DMSO so interessant macht, denn Schwefel ist ein wichtiger Mineralstoff, der den Aufbau und die Stabilität von Muskeln, Haaren und Hautzellen unterstützt. Unser Körper braucht also Schwefel für viele lebenswichtige Funktionen.

Heutzutage leiden jedoch viele Menschen, ohne es zu wissen, unter einem Schwefelmangel. Denn der Schwefel, der eigentlich in vielen natürlichen Nahrungsmitteln enthalten ist, wird im Rahmen der Lebensmittelverarbeitung zerstört. Ein

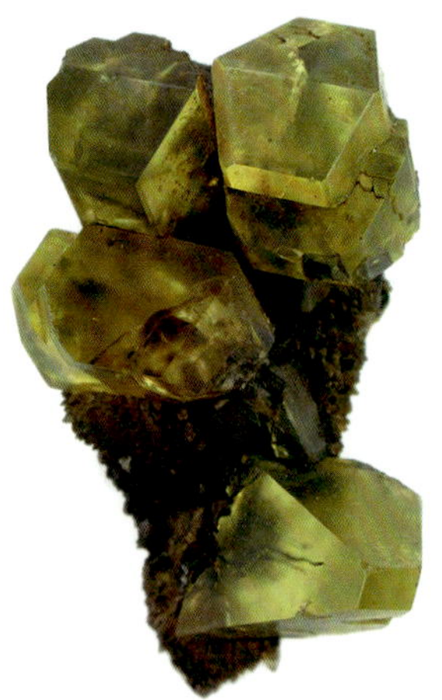

Schwefelkristalle mit verschiedenen Kristallflächen auf Muttergestein

Aus DMSO wird im Körper MSM

DMSO wird im Körper zum größten Teil in eine weitere organische Schwefelverbindung umgewandelt, die auch als MSM bekannt ist. Nur ein sehr kleiner Teil, unter 1 Prozent, wird zu Dimethylsulfid (DMS) verstoffwechselt. Und genau diese geringe Menge ist auch für den über die Atemluft und die Haut ausgeschiedenen Geruch verantwortlich, der von manchen Menschen als unangenehm empfunden wird. Mit DMSO verhält es sich ähnlich wie mit Knoblauch: Nach dem Essen beziehungsweise der Anwendung dünstet der Körper diesen Geruch aus.

MSM ist heute bekannter als DMSO. Es ist in Pulverform erhältlich, weshalb MSM auch als trockene Form von DMSO bezeichnet wird.

Schwefelmangel zeigt sich beispielsweise in einer verzögerten Wundheilung, Narbenwülsten, brüchigen Nägeln, sprödem Haar, Magen-Darm-Problemen, häufigen Entzündungen, einem beeinträchtigten Immunsystem, Akne und anderen Hautproblemen, ja sogar in Depressionen oder Gedächtnisverlust.

Wenn wir also unserem Körper DMSO zuführen – egal ob äußerlich oder innerlich –, dann versorgen wir ihn auch mit Schwefel und wirken so einem Schwefeldefizit entgegen.

Zu einem Überschuss an Schwefel kann es kommen, wenn große Mengen an schwefelhaltigen Speisen gegessen werden. Die Folgen können Übelkeit, Völlegefühl oder Durchfall sein. Auch allergische Reaktionen bis hin zu Asthmaanfällen sind dann möglich.

Die Kontroverse um DMSO: Teufelswerk oder Gottes Segen?

1963 wurde der erste Antrag auf Erhalt eines IND-Status (*Investigational New Drug*, dt. Prüfstatus) bei der US-amerikanischen Zulassungsbehörde Food and Drug Administration (FDA) eingereicht. Damit wollte man klinische Studien zur Wirkung von DMSO initiieren. Übrigens zeigten nicht nur US-Firmen großes Interesse daran, DMSO als Medikament zu vermarkten, sondern auch deutsche Firmen wie die Schering AG, Heinrich Mack oder Grünenthal. Doch schon relativ schnell nach der Entdeckung seiner Heilkraft wurde der medizinische Einsatz von DMSO 1965 von der FDA gestoppt. Der Grund: DMSO hatte in hohen Dosen bei Kaninchen, Hunden und Schweinen die Augenlinse geschädigt und so zu Kurzsichtigkeit geführt.

Dies war die einzige Nebenwirkung, und wie sich später herausstellte, war sie auf diese drei Tierarten beschränkt. Weder bei Menschen noch anderen Tierspezies trat dieser unerwünschte Nebeneffekt jemals auf.

Zu diesem Zeitpunkt lagen der FDA bereits über 100 000 Patientenakten und Berichte von ungefähr 1500 Ärzten über die Ungefährlichkeit und Wirksamkeit von DMSO vor. Grund für die rigide Haltung der FDA war wohl der Contergan-Skandal: Erst 4 Jahre zuvor war das vermeintliche Wundermittel Thalidomid (Contergan)

Zitat des Dachverbands der US-Pharmaindustrie

»Wir wissen, dass DMSO ein Jahrhundertmittel ist, doch es hat für uns keinen Wert.«

wegen der Missbildung von Neugeborenen aus dem Verkehr gezogen worden. Daher war man zu dieser Zeit besonders sensibilisiert, denn niemand wollte, dass so etwas noch einmal passierte.

In den folgenden 15 Jahren lockerte die FDA ihre Restriktionen gegenüber DMSO etwas. Sie genehmigte ab 1966 klinische Untersuchungen bei Patienten mit Sklerodermie, Herpes Zoster (Gürtelrose) oder schwerem Gelenkrheuma, allerdings nur dann, wenn keine anderen geeigneten Therapieformen zur Verfügung standen.

1968 wurde die Anwendung von DMSO auf der Haut für einen Zeitraum von bis zu maximal 13 Tagen gestattet. Ab 1970 durften Probleme des Bewegungsapparates von Pferden und ab 1972 auch von Hunden mit DMSO behandelt werden.

Schließlich wurde 1978 das erste, und in den USA einzige, genehmigte DMSO-Präparat für Menschen zur Vermarktung zugelassen: RIMSO-50® – eine sterile Mischung aus 50 Prozent DMSO und 50 Prozent Wasser.

Es wird auch heute noch als Mittel bei interstitieller Zystitis (siehe Seite 72), einer nicht bakteriell verursachten, schmerzhaften Entzündung der Harnblase vor allem bei Frauen, eingesetzt.

Die Erfolge von DMSO im US-Fernsehen

Am 23. März 1980 sendete CBS News im Rahmen des populären Nachrichtenmagazins *60 Minutes* einen Beitrag zu DMSO mit dem Titel *The Riddle of DMSO* (dt. Das Rätsel DMSO, Link siehe Bibliographie Seite 126). Anhand von Patientenberichten präsentierte das Magazin die überragenden Heilerfolge von DMSO bei den unterschiedlichsten Erkrankungen. Gast der Sendung war Dr. Stanley W. Jacob. Auf die Frage, ob ein Medikament wie DMSO, das erfolgreich gegen so viele Erkrankungen und Befindlichkeitsstörungen eingesetzt wird, wie DMSO, nicht in den Verdacht gerate, ein Windei zu sein, antwortete Dr. Jacob, dass er niemals wieder den Fehler begehen würde, die Vielseitigkeit eines Medikaments so offen zu kommunizieren. Er vermutete, dass DMSO ohne größere Probleme von der FDA zugelassen worden wäre, wenn er lediglich einen positiven Effekt angegeben hätte, wie beispielsweise, dass es bei einem verstauchten Fuß helfen könne.

Bis heute verweigert die FDA die ultimative Anerkennung der Wirksamkeit von DMSO – und dies, obwohl sich die Substanz in zahlreichen Studien bei unterschiedlichsten Indikationen als höchst effektiv erwiesen hat. Aber es fehlt die für die Anerkennung notwendige Doppelblindstudie, also eine Studie, in der weder Patient noch Arzt wissen, ob das Präparat oder ein Scheinmedikament, ein sogenanntes Placebo, verabreicht wird. Der Grund für das Fehlen einer solchen Studie ist einfach: Der Geruch der Ausdünstungen von DMSO ist so charakteristisch, dass eine Verblindung schlicht nicht möglich ist.

Die Situation von DMSO in Deutschland

Auch in Deutschland interessierte sich die Forschung in den 1960er-Jahren für die Anwendung von DMSO in der Medizin. In der Bundesrepublik, wo DMSO bereits im August 1965 vom damaligen Bundesgesundheitsamt als Heilmittel registriert worden war, wurde die Substanz noch im November desselben Jahres vom Markt genommen – und das, obwohl bis zu diesem Zeitpunkt noch kein Mensch durch DMSO geschädigt worden war.

Schnell geriet DMSO daraufhin in Vergessenheit. Im Jahr 1978 wurde es zwar in Deutschland für die Humanmedizin wieder zugelassen, doch erst 1982 fand DMSO als Sportsalbe wieder den Weg in die Medizin. Allerdings war die DMSO-Konzentration in dieser Salbe mit 15 Prozent sehr niedrig, und mittlerweile ist diese Salbe auch wieder vom Markt verschwunden.

Das neue Therapieprinzip von DMSO

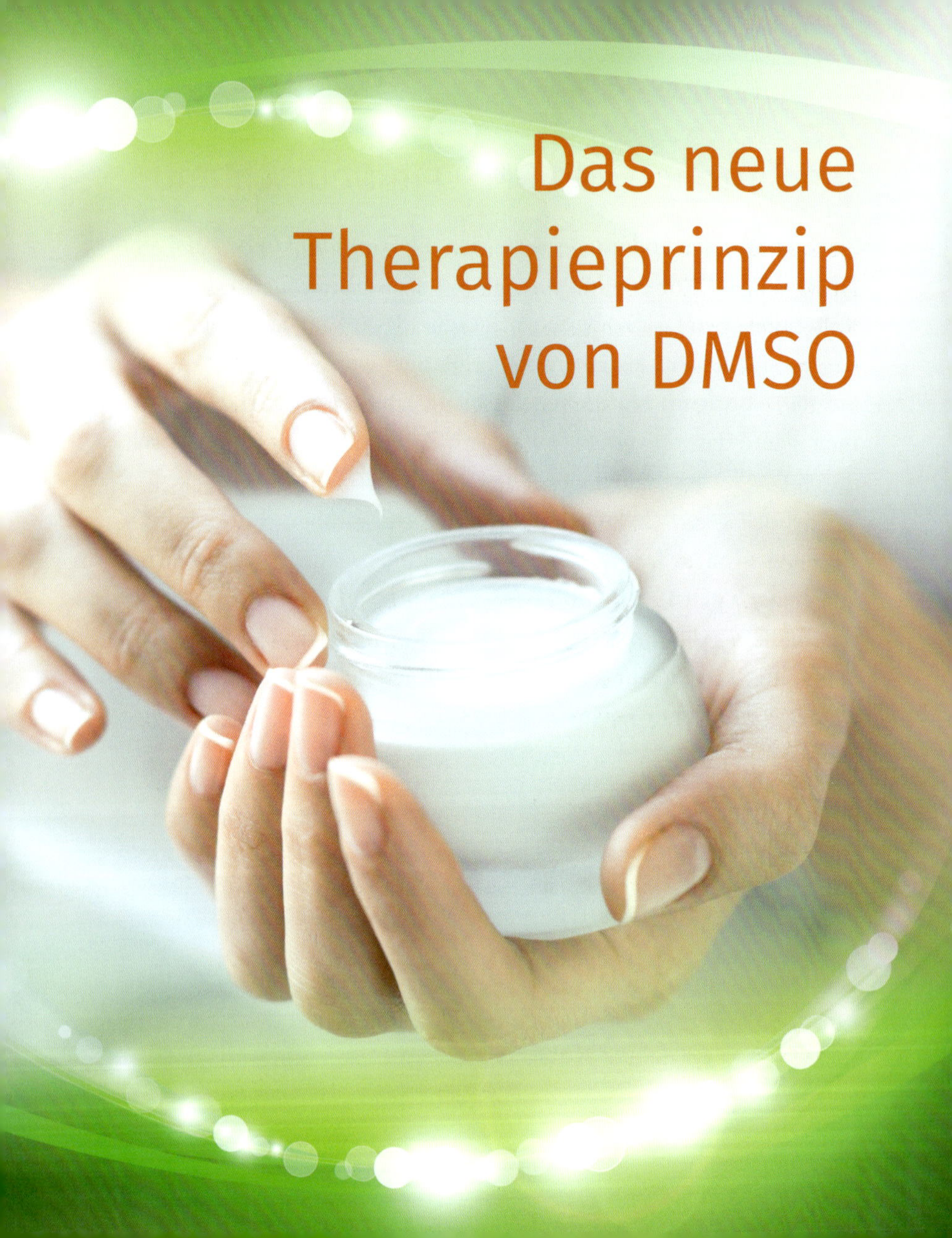

Im April 1964 publizierte Dr. Jacob zusammen mit zwei Co-Autoren, der Medizinstudentin Margaret Bischel und dem Chemiker Robert. J. Herschler, in der Fachzeitschrift *Current Therapeutic Research* einen Artikel über DMSO, der für die Zukunft der Substanz eine essenzielle Rolle spielen sollte. Denn DMSO wurde hier nicht als Medikament, sondern als völlig neues Behandlungskonzept in der medikamentösen Behandlung beschrieben. Sie stellten das Prinzip der DMSO-Therapie vor.

Grundlage dieses Prinzips ist, dass Wirkstoffe über die Haut sehr schnell in die Blutbahn und mit dem Blut wiederum an den Ort des Geschehens, sprich der Entzündung oder Verletzung, gelangen. Mithilfe von DMSO kann die Haut perfekt für die Aufnahme und Abgabe eines Wirkstoffs in den Blutkreislauf vorbereitet werden, denn der Wirkstoff gelangt schneller und in größerer Menge in den Körper. Und logischerweise tritt dadurch wiederum die Wirkung schneller

DMSO war Vorreiter für andere Medikamente

Erst durch DMSO wurde die medizinische Forschung auf Arzneiformen aufmerksam, die Wirkstoffe über die Haut in die Blutbahn schleusen können. Damit war das wirkstoffhaltige Pflaster erfunden. Mittlerweile gibt es solche Pflaster für die unterschiedlichsten Erkrankungen, beispielsweise als Nikotinpflaster, um Rauchern die Entwöhnung zu erleichtern, als hormonhaltige Pflaster gegen Wechseljahresbeschwerden, als Pflaster zur Behandlung von Parkinsonpatienten oder als Pflaster gegen Reiseübelkeit.

ein. Dr. Jacob setzte das Prinzip der DMSO-Therapie auf die gleiche Stufe wie eine Antibiotika- oder Cortison-Therapie.

DMSO – das »Taxi« für andere Wirkstoffe

Als erste wichtige Eigenschaft von DMSO entdeckte Dr. Jacob dessen Fähigkeit, lebendes Gewebe zu durchdringen ohne dieses wesentlich zu schädigen. DMSO dringt schnell in die Haut ein und steigert die Absorption der gleichzeitig mit der Substanz auf die Haut aufgetragenen Wirkstoffe. Unter der Oberhaut – der Epidermis – liegt ein dichtes Netzwerk aus feinsten Blut- und Lymphgefäßen, die sehr stark verzweigt sind. Sie nehmen den durch die Haut eingedrungenen Wirkstoff auf und verteilen ihn über die Blut- und Lymphbahnen bis in die tief liegenden Gewebe wie Organe, Muskeln, Sehnen und Bänder sowie Körperflüssigkeiten.

Diese Fähigkeit macht DMSO zu einem geeigneten Träger für die verschiedensten Wirkstoffe. Mittlerweile werden beispielsweise Morphine (sehr starke Schmerzmittel), Penicillin, Steroide, Insulin und andere Wirkstoffe in Verbindung mit DMSO über die Haut angewendet und erreichen so den Wirkort deutlich schneller. Verantwortlich für diese »Taxifunktion« von DMSO ist die gute Fett- und Wasserlöslichkeit der Substanz.

Allerdings kann diese Fähigkeit von DMSO auch fatale Folgen haben. Denn nicht nur Arzneimittel, sondern auch andere auf der

Der Geruch nach Knoblauch und Meer

DMSO wird unter anderem in Form von Dimethylsulfid über die Niere und den Darm ausgeschieden. Das zweite Abbauprodukt von DMSO ist Dimethylsulfon. Diese Substanz wird über die Haut und die Lunge ausgeschieden und ist für den nach der DMSO-Anwendung charakteristischen Geruch nach Knoblauch und Meer verantwortlich. Diesen fischigen Geruch können Sie neutralisieren, indem Sie der DMSO-Trinklösung den Saft einer halben Zitrone zufügen.
Auch bei der äußerlichen Anwendung von DMSO können Sie dem zugegeben unangenehmen Geruch entgegenwirken: Fügen Sie der DMSO-Lösung etwas ätherisches Öl in Reinform zu, beispielsweise Pfefferminzöl. Oder geben Sie einen Tropfen Pfefferminz- oder Rosenöl auf den Wattebausch, mit dem Sie DMSO auftragen.

Haut befindliche Substanzen werden durch DMSO schneller nach innen transportiert. Das betrifft beispielsweise auch Allergene, krebsauslösende oder gar giftige Substanzen. Dazu ein Beispiel aus der Kriminalistik: 1991 wurden in den USA vier Männer verhaftet, die einen Mordanschlag auf einen US-Marshall geplant hatten, Gott sei Dank aber gescheitert waren.

Sie wussten, dass Rizin, ein extrem giftiges Eiweiß aus dem Samen des Wunderbaums, gelöst in DMSO über die Haut in den Organismus eingeschleust werden kann – mit tödlichen Folgen. Sie wollten die Türgriffe ihres potenziellen Opfers mit einer solchen Lösung präparieren. Der Anschlag wurde zum Glück bereits in der Planungsphase vereitelt.

Die sechs Anwendungsprinzipien von DMSO

DMSO kann entweder äußerlich oder innerlich angewendet werden. Für die innerliche Anwendung werden Trinklösungen oder Infusionen beziehungsweise Injektionen verwendet. Für den Einsatz direkt auf die Haut/Schleimhaut eignen sich Verdünnungen mit Wasser oder auch Zubereitungen wie DMSO-haltige Salben und Gele. Aus diesen Produkten zieht DMSO sehr gut in die Haut ein und verteilt sich rasch im gesamten Organismus. Wegen seiner Transportfunktion für andere Substanzen wird DMSO häufig auch zusammen mit anderen – alternativen – Wirkstoffen auf die Haut aufgetragen.

Wenn Sie Ihre Hausapotheke mit diesem Mittel bestücken und DMSO anwenden möchten, müssen Sie sechs einfache Regeln beachten.

1. Lagern Sie DMSO immer bei Raumtemperatur, denn die Substanz ist erst ab einer Temperatur von 18,5 °C flüssig! Wenn Sie DMSO bei niedrigeren Temperaturen aufbewahren, wird es in der Flasche fest und kristallisiert, man sagt, es »gefriert«. Sie müssen es dann vor dem Gebrauch erst in einem Wasserbad erwärmen.
2. Reines DMSO darf nicht mit Kunststoffen in Berührung kommen! Verwenden Sie also zum Abmessen keine Messbecher oder -löffel aus Kunststoff. DMSO löst Weichmacher, Farbstoffe und weitere Produktionshilfsmittel, die dann gemeinsam mit der Substanz von

Haut, Magen und anderen Organen aufgenommen werden. Eine Ausnahme bildet das sogenannte HD-Polyethylen, ein Kunststoff, der ohne Weichmacher hergestellt wird. Tropft beispielsweise etwas DMSO auf ein mit Lack versiegeltes Möbel, entstehen Flecken und Verfärbungen. Verwenden Sie also immer Gefäße und Hilfsmittel aus Glas, Porzellan oder Metall.

DMSO-Tropfen können Sie am besten mit einer Glaspipette abmessen. Ein Tropfen reines DMSO entspricht ungefähr 0,05 Gramm. Um Milliliter abzumessen, verwenden Sie am besten eine Einmalspritze. Da DMSO aber Weichmacher und andere Bestandteile aus der Einmalspritze herauslöst, sollten Sie wie folgt vorgehen: Ziehen Sie etwas DMSO-Lösung in die Spritze auf und schwenken Sie es in der Spritze mehrmals hin und her. Entsorgen Sie das DMSO und wiederholen Sie den Vorgang mit frischem DMSO.

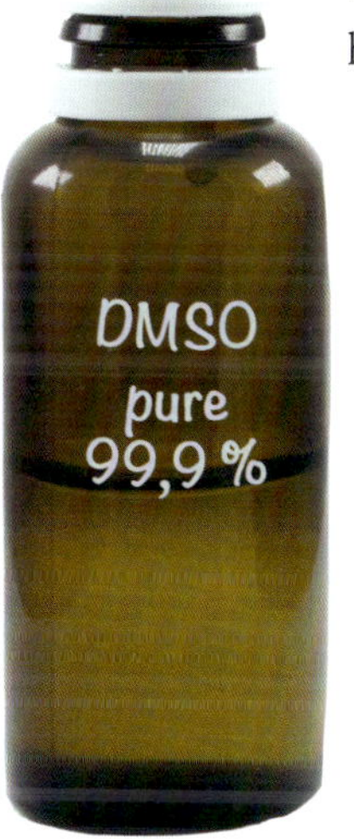

Mein Tipp

Achten Sie beim Kauf von DMSO auf die richtige Verpackung, nämlich Braunglas. Nur so kann die Substanz sicher vor Licht geschützt werden.

Durch diesen Prozess dürften sich alle löslichen Substanzen aus dem Kunststoff der Spritze gelöst haben. Jetzt können Sie die DMSO-Menge abmessen, die Sie benötigen.

3. Verwenden Sie DMSO nie unverdünnt, sondern immer in einer wässrigen Lösung. In der Regel kaufen Sie DMSO als Reinsubstanz, also mit einer Reinheit von 99,7 bis 99,9 Prozent. Verwendet wird es jedoch in Verdünnungen zwischen ungefähr 1 und 75 Prozent. Solche Verdünnungen erreichen Sie, wenn Sie reines DMSO mit destilliertem oder normalem Leitungswasser beziehungsweise isotonischem Meerwasser (für Augen-, Nasen- und Ohrentropfen) vermischen. Auch die sogenannte 12-prozentige Magnesiumchlorid-Stammlösung wird gerne für die Verdünnung von DMSO eingesetzt. Diese stellen Sie wie folgt her: Lösen Sie 35 Gramm Magnesiumchlorid in einem Liter Wasser. Bei Hauterkrankungen können Sie DMSO auch mit Eigenurin verdünnen. Wenn Sie DMSO zur Linderung von Schmerzen, Neuralgien oder Sensibilitätsstörungen einsetzen möchten, sollten Sie als Lösungsmittel eine 2-prozentige Procainlösung verwenden. Procain ist ein Mittel zur örtlichen Betäubung, das heute aber von Ärzten kaum mehr eingesetzt wird. Als 2-prozentige Lösung können Sie Procain rezeptfrei in der Apotheke oder auch im Internet erwerben.
   Es gibt jedoch auch Ausnahmen: Auf Warzen, Aphthen, Furunkel und Ähnliches kann DMSO auch pur mit einem hölzernen Wattestäbchen aufgetupft werden.

Mein Tipp

Eine 60-prozentige DMSO-Lösung stellen Sie beispielsweise so her: Vermischen Sie in einem Glasgefäß 6 Teile reines DMSO mit 4 Teilen (destilliertem) Wasser. Für die innerliche Anwendung können Sie statt Wasser auch Tee oder Saft verwenden. Kleine und kleinste Mengen, beispielsweise für Einzelanwendungen auf Wunden, erhalten Sie durch Mischen einzelner Tropfen der beiden Flüssigkeiten in einem Porzellanbecher.

Bewährt haben sich folgende Verdünnungen, die jedoch nur als grobe Richtlinie zu verstehen sind:

- reines DMSO oder 80-prozentige Lösung äußerlich für die punktuelle Anwendung auf Warzen, Aphthen, Furunkeln und Ähnlichem an Füßen und Beinen
- 40- bis 80-prozentige Lösung äußerlich für die Anwendung an Füßen, Beinen und bei Verbrennungen
- 30- bis 70-prozentige Lösung äußerlich für die Anwendung an Rumpf, Armen und Hals
- 15- bis 60-prozentige Lösung äußerlich bei Wunden
- 20- bis 50-prozentige Lösung äußerlich für die Anwendung an Gesicht und Kopf
- 5- bis 20-prozentige Lösung eignet sich bestens für Mundspülungen; zum Verdünnen können Sie hier ganz normales Leitungswasser verwenden

- 10- bis 25-prozentige Lösung für Ohren- und Nasentropfen; als sterile Lösung für Injektionen unter die Haut (subkutan) beziehungsweise in den Muskel (intramuskulär)
- 2- bis 3-prozentige Lösung für Augentropfen; verwenden Sie zum Verdünnen am besten destilliertes Wasser, das Sie in der Apotheke kaufen können

Zu Beginn einer Behandlung mit DMSO »arbeiten« Sie mit niedrigen Dosierungen, die Sie dann im Laufe der Therapie steigern können.

Für die innere Anwendung eignet sich am besten eine Trinklösung aus 300 Millilitern Wasser oder Tee mit nicht mehr als 15 Millilitern DMSO. Für eine höhere Dosierung müssen Sie die gleiche Trinklösung zubereiten und einnehmen. Abhängig vom Krankheitsbild verwenden Sie pro Tag und Kilogramm Körpergewicht 0,05 bis allerhöchstens 1 Gramm DMSO. (1 Teelöffel DMSO entspricht ungefähr 3,5 Gramm DMSO.) Gehen Sie wie folgt vor:

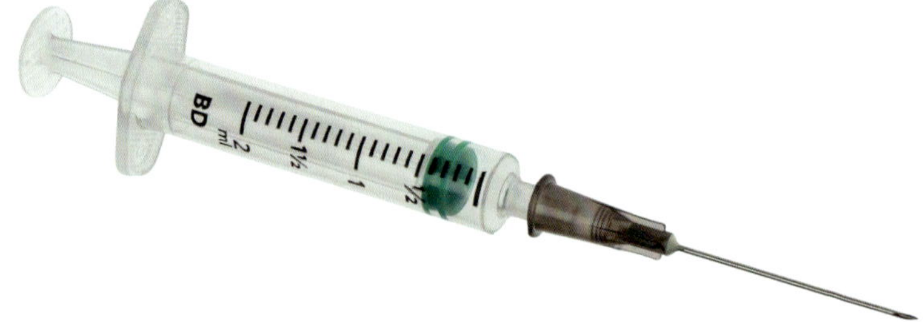

Injektionen mit DMSO sollten Sie nur von einem Arzt durchführen lassen

Probieren geht über studieren

Die oben angegebenen Verdünnungen sind nur ungefähre Richtwerte. DMSO wird ganz individuell und in unterschiedlichem Grad von der Haut aufgenommen. Probieren Sie die verschiedenen Verdünnungen zuerst auf einem kleinen Hautareal. Sollten Irritationen wie Kribbeln, Jucken oder Brennen auftreten, waschen Sie den Bereich unter fließendem Wasser ab.

- Beginnen Sie einmal täglich mit ungefähr 6–7 Tropfen DMSO in Wasser, Tee oder Saft.
- Steigern Sie nach einigen Tagen die Häufigkeit auf dreimal täglich.
- Erhöhen Sie nach ungefähr 3 Tagen die Dosis auf dreimal täglich 22 Tropfen.
- Bei Bedarf können Sie die DMSO-Menge langsam weiter steigern.

4. Bevor Sie DMSO auf die Haut auftragen, müssen Sie diese gut reinigen, damit nicht Schmutz oder Inhaltsstoffe von Cremes, Lotionen und anderen Stoffen in die Haut mit eingeschleust werden.
5. Bei DMSO handelt es sich um eine Substanz, die die Kapillaren, also die kleinsten Blutgefäße, erweitert. Deshalb können, je nach Konzentration der von Ihnen verwendeten DMSO-Lösungen, bei äußerlicher Anwendung unterschiedlich starke Hautrotungen, Kribbeln, Brennen oder Ähnliches auftreten. Diese Symptome können individuell sehr unterschiedlich ausfallen, sind aber alle reversibel. Empfinden Sie also eine bestimmte Konzentration als

Mein Tipp

Für die äußerliche Anwendung größerer Flächen eignen sich Sprühflaschen aus Glas.

zu »brennend«, können Sie die Lösung einfach abwaschen und eine niedrigere Konzentration auftragen. Wird die Haut nach der äußerlichen Anwendung von DMSO trocken, rissig oder spröde, dann sollten Sie mit der Behandlung pausieren und die Haut mit natürlichem Pflanzenöl oder einer Aloe-vera-Creme pflegen.

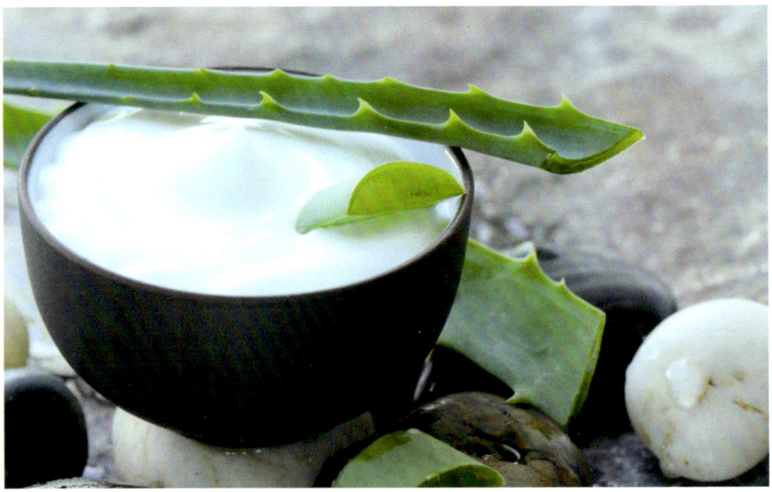

Aloe-vera-Creme – ein absoluter Geheimtipp für Ihre Haut!

6. Abhängig von der Menge, die Sie innerlich anwenden, kann durch Stoffwechselprozesse Ihre Ausatemluft leicht nach Knoblauch oder Austern riechen. Der Geruch ist für Ihre Mitmenschen mehr oder weniger stark bemerkbar, verschwindet aber ungefähr 2 Tage nach der letzten Anwendung. Verantwortlich für diesen Geruch ist ein Abbauprodukt von DMSO, nämlich Dimethylsulfid (DMS), das über die Lunge ausgeatmet wird (siehe Seite 44).

Das sollten Sie beim Kauf beachten

DMSO wird in unzähligen Internetshops angeboten, doch nicht alle bieten auch wirklich Qualität. Es gibt einige wesentliche Merkmale, die Sie vor der Behandlung mit DMSO überprüfen sollten:

- Verwenden Sie für die medizinische Anwendung nie das technische Rohprodukt, sondern nur das pharmazeutisch reine DMSO.
- Die Substanz sollte einen Reinheitsgrad von mindestens 99,7 Prozent haben. Am besten eignet sich eine 99,9-prozentige Lösung, die es in der Apotheke gibt.

Achtung!

Spritzen oder Infusionen mit DMSO sollten immer nur von Ärzten oder Heilpraktikern verabreicht werden.

- Kaufen Sie nie DMSO, das in PET-Flaschen abgefüllt ist, da sich hier giftige Bestandteile aus der Flasche lösen können. Eine Abfüllung in Glas- oder HDPE-Flaschen ist dagegen unbedenklich.
- Der Schmelzpunkt von DMSO liegt bei 18,5 °C. Eine kristallisierte oder dickflüssige Lösung ist kein Zeichen für mangelhafte Ware.
- Vor allem im Internet wird DMSO zu sehr unterschiedlichen Preisen angeboten. Dies lässt jedoch nicht unbedingt auf Qualitätsunterschiede schließen. Auch preiswerte Ware kann qualitativ hochwertig sein, da einige Händler durch größeren Umsatz niedrigere Preise bieten können.

So lagern Sie DMSO richtig

Da reines DMSO einen Schmelzpunkt von 18,5 °C hat, sollten Sie die Lösung immer bei Raumtemperatur lagern. Ist DMSO wirklich einmal fest, müssen Sie die Substanz vor der Anwendung erwärmen, am besten im Wasserbad, oder Sie stellen das Behältnis mit DMSO auf die Heizung. DMSO darf nicht in der Mikrowelle erwärmt werden, denn dadurch wird die Struktur der Substanz zerstört.

Lagern Sie die Flüssigkeit lichtgeschützt in einer luftdicht verschlossenen Flasche. Am besten, Sie verwenden Flaschen aus braunem Glas oder sogenannte HDPE-Flaschen (Flaschen aus Hart-Polyethylen). PET-Flaschen eignen sich nicht, da DMSO Giftstoffe aus dem Flaschenmaterial löst. Kommt es in Kontakt mit der Feuchtigkeit

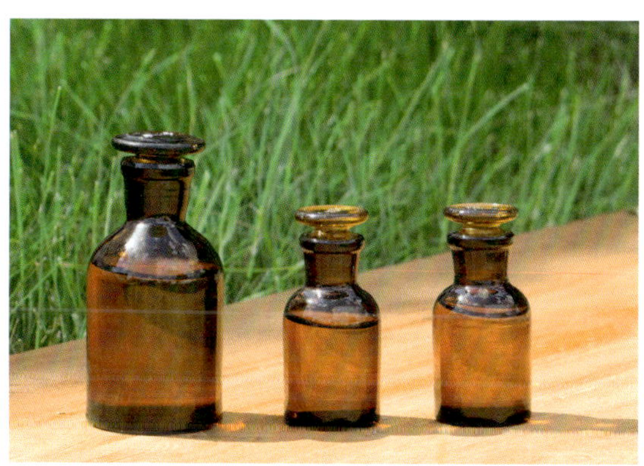

Auch DMSO-Verdünnungen lagern Sie am besten in Braunglasflaschen.

der Luft, verdünnt sich DMSO zu einer circa 66-prozentigen wässrigen Lösung. Also lagern Sie DMSO immer luftdicht verschlossen und vor Licht geschützt.

Mischungen mit anderen Präparaten sollten Sie möglichst immer frisch zubereiten. Für wässrige Lösungen zum Auftragen auf die Haut eignet sich am besten destilliertes oder abgekochtes Wasser. Auch wässrige DMSO-Verdünnungen können Sie über längere Zeit (am besten ebenfalls in Braunglasflaschen) lagern und verwenden.

So wenden Sie DMSO zu Hause an

Sie können DMSO entweder als verdünnte Lösung (siehe Seite 29) oder Salbe beziehungsweise Creme über die Haut anwenden oder verdünnt in Wasser, Saft oder Tee trinken. Eine Injektion von DMSO

DMSO in Eigenurin: eine synergistische Wirkung

Urin ist nahezu keimfrei, vorausgesetzt, Sie leiden nicht an einer Harnwegserkrankung. Erst nach dem Verlassen des Körpers gelangen Bakterien in den Urin, und er beginnt sich zu zersetzen.

Für die Therapie verwenden Sie immer den Mittelstrahlurin, also das zweite Drittel pro Wasserlassen. Dann sind eventuell enthaltene Bakterien schon zum größten Teil abgeflossen. Den Rest zerstört bei innerlicher Anwendung die Magensäure. Urin sollten Sie immer frisch verwenden, um einen Befall mit Bakterien aus der Luft zu vermeiden.

Bei bestimmten Erkrankungen wie Gicht oder Diabetes erhält der Urin schädliche Substanzen, beispielsweise Harnsäure oder Zuckerstoffe, die nicht wieder in den Körper zurückgeführt werden dürfen. Auch die äußerliche Anwendung ist dann nicht möglich. Vorsicht ist auch geboten, wenn Sie regelmäßig Medikamente einnehmen.

Wird DMSO zusammen mit Eigenurin auf die Haut aufgetragen oder getrunken, ergänzen sich die Wirkungen von zwei sehr effektiven Naturheilmitteln.

sollten Sie immer einem erfahrenen Therapeuten überlassen und vorher mit einem Arzt besprechen.

Ihre Grundausstattung besteht aus

- 99,9-prozentigem DMSO Ph. Eur. in einer Braunglasflasche, erhältlich in der Apotheke,
- Gefäßen wie Gläsern, Pipetten, Spritzflaschen aus Glas oder Porzellan, am besten mit Skalierungsstrichen; Glasflaschen mit Pipettenverschluss,

- Löffeln und anderen Gegenständen aus Metall,
- destilliertem Wasser (erhältlich in der Apotheke),
- Eigenurin und
- 12-prozentiger Magnesiumchloridlösung (erhältlich in Internetshops).

Die äußere Anwendung von DMSO

Sie werden DMSO gewöhnlich als Flüssigkeit oder Gel beziehungsweise Creme auf die Hautoberfläche auftragen, wobei es in flüssiger Form wohl effektiver ist. Bevor Sie DMSO auf der Haut anwenden, sollten Sie sicherstellen, dass diese sauber, trocken und ohne Verletzungen ist. Entfernen Sie zuvor Hautöl, -creme sowie Schweiß.

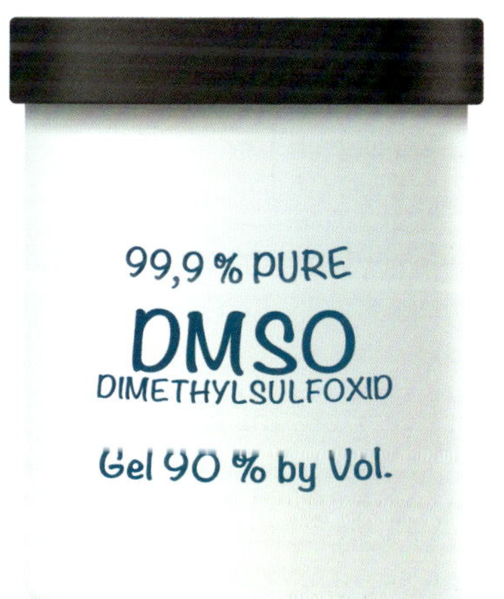

Reines DMSO darf nicht großflächig auf die Haut aufgetragen werden.

Achtung!

In seiner Reinform, also als 99,9-prozentige Lösung aus der Apotheke, darf DMSO keinesfalls großflächig auf die Haut aufgebracht werden. Lediglich Warzen, Herpesbläschen, Aphthen oder Nagelpilz können mit reinem DMSO punktuell und vorsichtig betupft werden.

DMSO wird nicht in die Haut eingerieben, sondern nur in einer dünnen Schicht aufgetragen. Die Substanz dringt dann tief in die Haut ein. Lassen Sie die Flüssigkeit ungefähr 20 bis 30 Minuten trocknen und einwirken, bevor der Hautbereich wieder mit der Kleidung in Kontakt kommt.

Wenn Sie eine DMSO-Lösung auf der Haut anwenden, werden Sie eventuell ein leichtes Kribbeln, Jucken oder Rötungen feststellen. Verschwinden diese Beschwerden nach kurzer Zeit nicht von selbst, waschen Sie die Lösung einfach mit Wasser ab und verwenden das nächste Mal eine niedrigere Dosierung.

Eine Faustregel besagt: Je größer die Entfernung des Wirkgebiets von DMSO zum Kopf ist, desto höher darf auch die DMSO-Konzentration sein.

Denn die Haut an Hals und Kopf reagiert am empfindlichsten, die Haut von Füßen und Beinen ist dagegen deutlich robuster und weniger sensibel.

DMSO in Kombination mit anderen Heilmitteln

Möchten Sie DMSO mit anderen Medikamenten oder auch alternativen Heilmitteln kombinieren, können Sie DMSO vor, während oder nach der Einnahme des jeweiligen Medikamentes zu sich nehmen oder sich damit einreiben. Da die Halbwertszeit von DMSO bei ungefähr 24 Stunden liegt, die Substanz also einen ganzen Tag lang im Körper verbleibt, kann sie die Medikamente, die Sie am selben Tag einnehmen, jederzeit »huckepack nehmen«. Auf diese Weise gelangen diese nicht nur schneller an den Zielort, sondern ihre Wirkung wird durch DMSO verstärkt, weshalb Sie die Dosis des jeweiligen Medikaments eventuell reduzieren können. Sie sollten sich aber auf jeden Fall mit Ihrem Arzt besprechen, wenn Sie Medikamente mit DMSO kombinieren möchten.

Einfacher ist es, wirkstoffhaltige Salben oder Cremes mit DMSO zu kombinieren. Hier können Sie eine DMSO-Lösung wiederum vor, während oder nach der Creme/Salbe auf die Haut auftragen. So ist es beispielsweise möglich, eine Beinwellsalbe gegen Gelenkschmerzen vor dem Auftragen mit einer DMSO-Lösung zu versetzen. Dadurch gelangen die Inhaltsstoffe der Salbe schneller und in einer höheren Konzentration an den Ort der Entzündung.

Alternative Heilmittel, die Sie in flüssiger Form einnehmen, beispielsweise Tees, können Sie direkt mit DMSO versetzen: Verrühren

Sie dazu den Tee mit der gewünschten Menge DMSO. Es ist aber auch möglich, DMSO zeitversetzt anzuwenden beziehungsweise einzunehmen, denn die Substanz wird erst nach einem Tag abgebaut. So können Sie beispielsweise morgens eine DMSO-Lösung trinken und dann über den Tag verteilt das alternative Heilmittel in Form von Kapseln, Tropfen oder Ähnlichem einnehmen. Als Richtwert für die innerliche Anwendung gelten 0,1 Gramm pro Kilogramm Körpergewicht. Ein Erwachsener mit einem Körpergewicht von 70 Kilogramm kann also problemlos rund 7 Gramm DMSO zu sich nehmen. Dies entspricht ungefähr 2,5 Teelöffeln. In klinischen Studien wurde häufig mehr als das Zehnfache verabreicht.

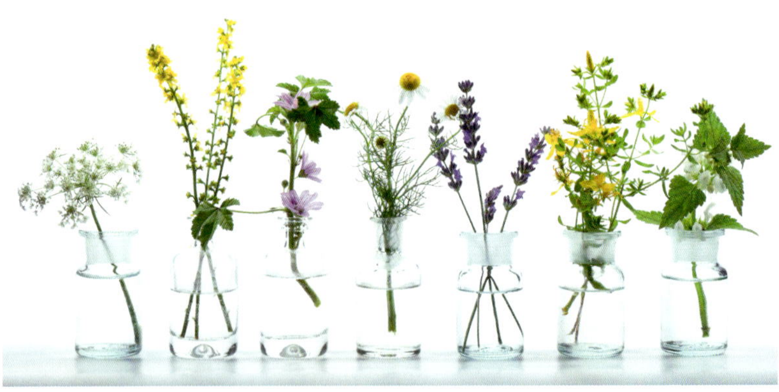

DMSO verstärkt die Wirkung von Heilkräuterlösungen.

Kräuterauszüge mit DMSO als Lösungsmittel

In der Naturheilkunde werden häufig alkoholische Auszüge von Kräutern oder Wurzeln eingesetzt, beispielsweise Beifuß, Brennnessel oder Löwenzahn. Viel besser als Alkohol eignet sich allerdings DMSO. Es verstärkt die Wirkung der Kräuter noch zusätzlich.

- Übergießen Sie die Kräuter in einer Glasflasche mit reinem DMSO. Die Kräuter sollten gut bedeckt sein.
- Lassen Sie die Mischung 3–4 Tage lichtgeschützt stehen.
- Danach werden die Kräuter über einen Glasfilter abgeseiht.
- Erst jetzt wird das DMSO auf die gewünschte Konzentration verdünnt.
- Jedoch sollte eine Konzentration von 50 Prozent nicht unterschritten werden, da die Lösung sonst nicht haltbar ist.

Eine auf diese Weise hergestellte Brennnesseltinktur gegen Gelenkschmerzen und -entzündungen hilft beispielsweise im Rahmen einer Arthrose. Reiben Sie dazu dreimal täglich das betroffene Gelenk mit der Tinktur ein.

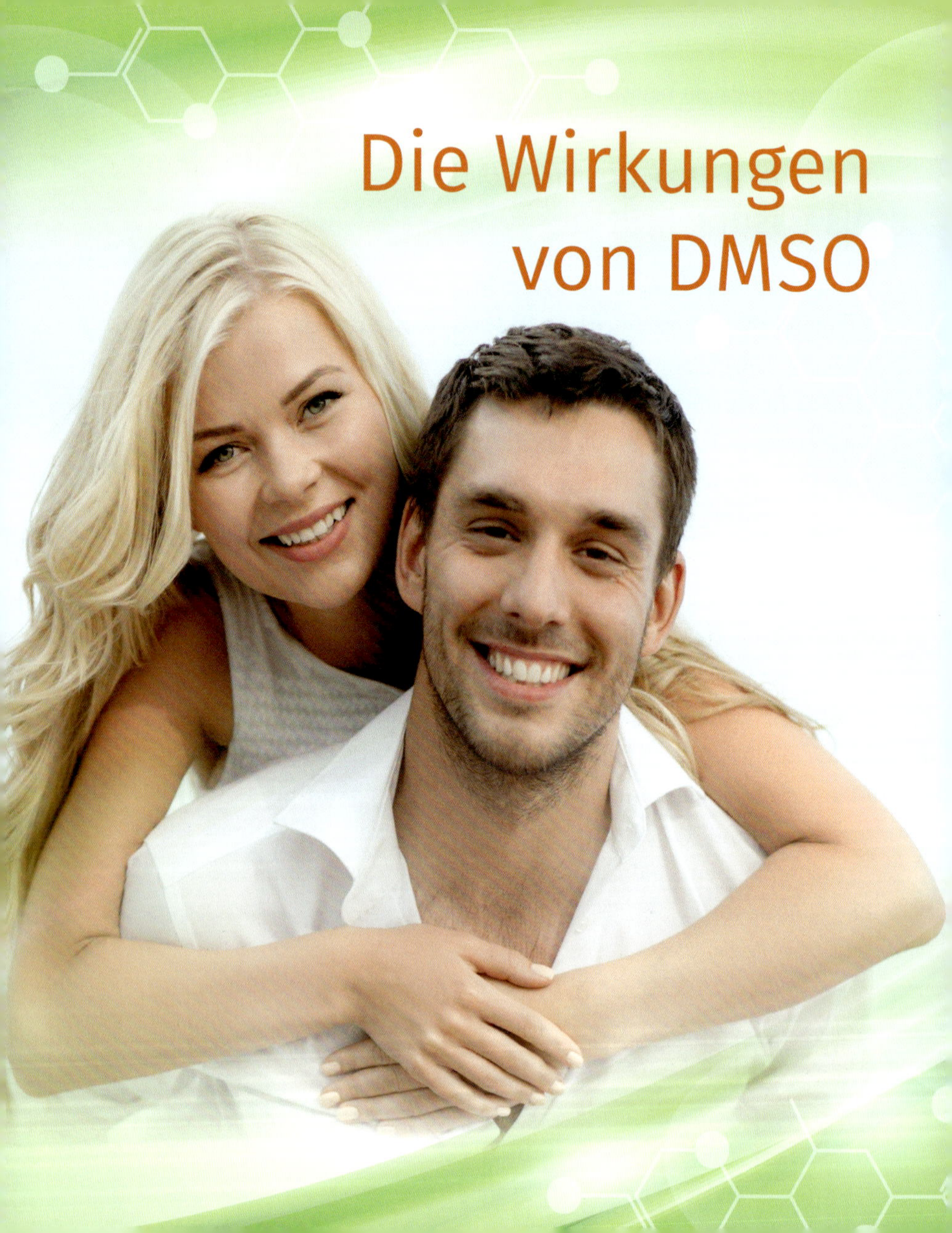
Die Wirkungen
von DMSO

Bei DMSO handelt es sich um eine Substanz mit sehr vielen nützlichen Eigenschaften. Es

- lindert Schmerzen,
- hemmt Entzündungen,
- hemmt die Vermehrung von Bakterien und Viren,
- tötet Pilze,
- verringert Juckreiz,
- reduziert Schwellungen,
- steigert die Wirkung von Antibiotika,
- erweitert die Gefäße,
- entspannt die Muskulatur,
- wirkt gerinnungshemmend,
- hemmt die Freisetzung von Cholinesterase im Gehirn,
- neutralisiert freie Radikale,
- fördert die Wasserausscheidung,
- stimuliert die Interferonbildung,
- regt die Wundheilung an und
- mildert allergische Reaktionen.

DMSO ist ein Kanalöffner. Die Substanz wirkt in allen Zellen, Geweben oder Ähnlichem als Vermittler von brachliegenden Transportmechanismen und biochemischen Reaktionen. Sie sorgt so beispielsweise dafür, dass andere Wirkstoffe besser, schneller und in größeren Mengen an den Wirkort gelangen. Darüber hinaus dient DMSO auch

Achtung!

Da alle in DMSO gelösten Substanzen durch die Haut aufgenommen werden, kann sich die Wirkung von DMSO als Trägersubstanz auch negativ auswirken, nämlich beispielsweise bei Kontaktgiften (siehe Seite 56). Deshalb müssen Sie den Hautbereich, auf den Sie DMSO aufbringen möchten, immer gründlich reinigen. Nur so verhindern Sie, dass Schadstoffe und Ähnliches zusammen mit DMSO in die Haut eingeschleust werden.

als Trägersubstanz, um die in Gelen, Salben, Cremes und Tinkturen enthaltenen Wirkstoffe in die Haut zu schleusen.

Interessant in diesem Zusammenhang ist, dass erst die penetrationsverstärkende Wirkung (Eindringen in die Haut) von DMSO das Interesse der forschenden pharmazeutischen Industrie auf völlig neue Arzneiformen lenkte, nämlich auf solche Arzneimittel, die über die Haut Wirkstoffe in die Blutbahn bis zum Wirkort lenken. So basieren beispielsweise Nikotinpflaster zur Raucherentwöhnung, Opioidpflaster zur Linderung starker Schmerzen, Pflaster gegen Reiseübelkeit oder Wechseljahresbeschwerden auf genau diesem Prinzip.

Der »Duft« nach Meer

Während einer Behandlung mit DMSO sind bei richtiger Dosierung keine Nebenwirkungen zu erwarten. Es gibt jedoch unangenehme Begleiterscheinungen, nämlich dass Sie, ähnlich wie nach dem Konsum von Knoblauch, einen zwar ungefährlichen, aber doch etwas unangenehmen Geruch nach Meer, Austern, Algen, Fisch oder eben Knoblauch verströmen. Sie werden diesen Geruch selbst vielleicht gar nicht wahrnehmen, aber leider Ihre Mitmenschen. Verursacht wird er durch ein Stoffwechselprodukt von DMSO. Es wird über die Haut und mit der Atemluft freigesetzt. 2–3 Tage nach der letzten Anwendung geht dieser unangenehme Geruch aber wieder zurück.

In vielen Erfahrungsberichten kann man nachlesen, dass sich der unangenehme Geruch nach einer oralen Anwendung von DMSO zumindest etwas abmildern lässt, indem man vorher Käse, Eis, Milch oder andere Molkereiprodukte zu sich nimmt. Vor allem durch

Nicht überdosieren!

Eine Überdosierung von DMSO kann bei Anwendung auf der Haut zu Hautreizungen, Ausschlag, Brennen sowie zur Bildung von Bläschen und starkem Juckreiz führen. Bei Einnahme einer zu hohen DMSO-Dosierung können Ödeme, allergische Reaktionen, Schwindel, Kopfschmerzen, Übelkeit, Erbrechen und Magen-/Darmkrämpfe auftreten.

Rohmilch lässt sich der knoblauchartige Mundgeruch deutlich reduzieren.

Kleines Molekül mit großer Wirkvielfalt

Bei DMSO handelt es sich um eine kleinmolekulare Substanz mit einer einfachen chemischen Struktur. Umso erstaunlicher ist sein breites therapeutisches Spektrum (siehe Seite 58).

Fast all seine Wirkungen beruhen auf der Wechselwirkung von DMSO mit Wasser. Wasser ist die wichtigste Substanz für alle biologisch-chemisch-physikalischen Abläufe in unserem Körper: Alle Körperstrukturen wie Enzyme, Zellmembranen und Organellen müssen eine intakte Hülle aus Wasser haben, um mit ihrer Umgebung Substanzen austauschen zu können.

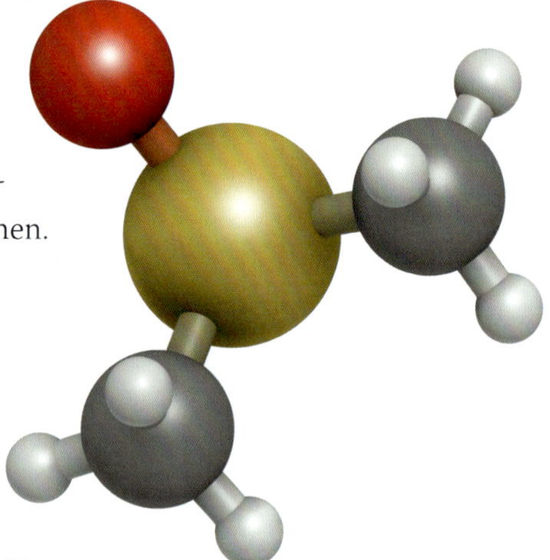

Dimethylsulfoxid-Molekül

Spüren Sie die Wechselwirkung von DMSO mit Wasser

Vermischen Sie jeweils ein paar Tropfen von DMSO und Wasser in der hohlen Hand. Sofort werden Sie Wärme verspüren, die auf der Energiefreisetzung als Folge der Reaktion der beiden Substanzen miteinander beruht. Wenn man jetzt davon ausgeht, dass unser Körper zu einem Großteil aus Wasser besteht, dann können Sie sich sicher die Kraft vorstellen, die aus der Reaktion der beiden Substanzen entsteht.

DMSO- und Wassermoleküle besitzen eine besonders starke gegenseitige Anziehungskraft, die auf elektrostatischen Effekten beruht. Denn bei beiden Molekülen handelt es sich um sogenannte Dipole.

Durch die Interaktion von DMSO mit wässrigen Strukturen in unserem Körper erklärt sich auch dessen Funktion als Kanalöffner und Transportmedium. Andere Effekte von DMSO wie die Erhöhung der Sauerstoffsättigung oder das Einfangen von freien Radikalen (siehe unten) beruhen dagegen darauf, dass DMSO an bestimmten Stoffwechselprozessen teilnimmt.

Entzündungen und freie Radikale – zwei, die zusammengehören

DMSO neutralisiert freie Radikale, es wirkt antioxidativ. Freie Radikale sind äußerst reaktionsfreudige Moleküle, die im Rahmen chemischer Reaktionen in unserem Körper entstehen. Sie können Entzündungen verursachen beziehungsweise unterhalten. Entzündungen sind im Grunde eigentlich nichts anderes als Abwehrreaktionen des Körpers auf eine Verletzung, Schmerz, Infektionen mit Bakterien und Viren oder Krankheiten und Ähnliches. Entzündungen helfen beispielsweise dabei, dass Wunden schneller verheilen. Denn bei einer akuten Entzündung erweitern sich die Arterien, sodass vermehrt Blut

Verträglichkeit und Kontraindikationen

DMSO sollte nicht angewendet werden

- in der Schwangerschaft,
- in der Stillzeit,
- äußerlich bei Hauterkrankungen, die mit einer übermäßigen Verhornung (Hyperkeratose) verbunden sind,
- bei einer beeinträchtigten Funktion von Niere und Leber,
- bei Kreislaufschwäche und
- bei Kindern unter 5 Jahren.

Wenn Sie regelmäßig Medikamente einnehmen müssen, besprechen Sie sich vor der Anwendung von DMSO mit Ihrem Arzt.

Wässrige Verdünnungen von DMSO sowie DMSO-haltige Salben und Gele werden gut vertragen. Dennoch sollten Sie vor der ersten Anwendung von DMSO prüfen, ob Sie es vertragen: Mischen Sie 7 Teile DMSO mit 3 Teilen destilliertem Wasser. Bestreichen Sie Ihre Armbeuge mit einem Naturhaarpinsel, den Sie vorher in die Lösung getaucht haben. Treten keine Reaktionen wie Brennen, Jucken oder eine Rötung auf der Haut auf, können Sie DMSO auch bedenkenlos großflächig auftragen.

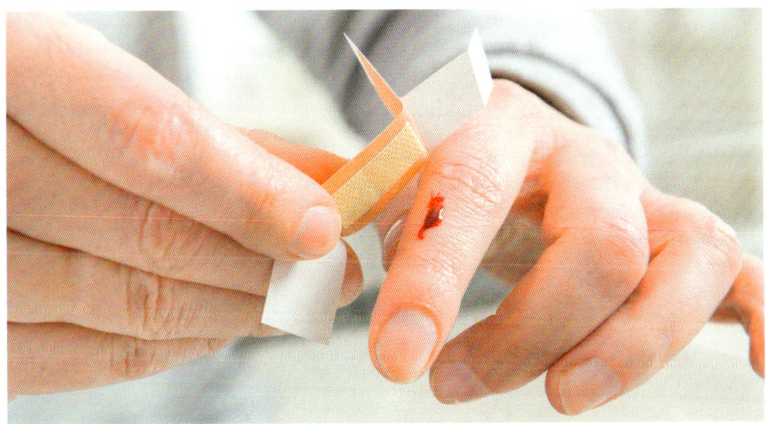

mit weißen Blutkörperchen (Leukozyten) zum Ort des Geschehens gelangt. Dies äußert sich durch eine Schwellung. Die weißen Blutkörperchen sorgen dafür, dass die Wunde rasch wieder abheilt. Außerdem senden Entzündungen verschiedene Botenstoffe aus, die dem Körper signalisieren, dass etwas nicht in Ordnung ist. Als Reaktion auf diese Botenstoffe wird die Permeabilität (Durchlässigkeit) der Gefäße erhöht. So erreichen noch mehr für die Wundheilung notwendige Stoffe den Ort der Entzündung. Dort werden dann Bakterien, Viren oder sonstige Eindringlinge abgetötet und schließlich abtransportiert. Dabei bilden sich freie Radikale, vor allem Sauerstoffradikale. Diese wiederum greifen Zellen in der Umgebung an. Noch dramatischer ist die Situation bei einer chronischen Entzündung. Hier entstehen laufend freie Radikale, die gesunde Zellen zerstören.

Doch freie Radikale bilden sich nicht nur im Rahmen von Entzündungen, sondern auch bei der Nahrungsumwandlung und vielen weiteren Prozessen, die in unserem Körper ablaufen. Auch Sonnenlicht, Zigarettenrauch, körperlicher Stress oder starke körperliche Aktivität produzieren freie Radikale. Alle freien Radikale haben eines gemeinsam: Sie haben mächtigen Appetit auf Elektronen. Denn ihnen fehlt ein Elektron in ihrer chemischen Struktur. Deshalb werden sie aggressiv und versuchen das fehlende Elektron von anderen Molekülen zu stehlen. Gelingt ihnen das, verändert sich die chemische Struktur der »beraubten« Strukturen. So können freie Radikale die Zellmembranen beschädigen oder sogar die Erbinformation verändern.

Radikalfänger im Entzündungsherd

Die natürlichen Gegenspieler der freien Radikale sind die sogenannten Antioxidantien, zu denen auch DMSO gehört. Diese Substanzen sind sehr spendabel, denn sie geben gerne ein Elektron an die freien Radikale ab und schaffen es so, sie zu neutralisieren. Normalerweise stehen freie Radikale und Antioxidantien in einem natürlichen Gleichgewicht. Wird dieses Gleichgewicht zugunsten der freien Radikale gestört, entsteht in unserem Körper ein wahres Chaos, bekannt unter dem Namen »oxidativer Stress«. DMSO hat in verschiedenen Studien eine überragende entzündungshemmende Wirkung gezeigt. Es neutralisiert die zellschädigenden freien Radikale, denn es geht mit ihnen chemische Verbindungen ein, die über die Nieren ausgeschieden werden können. So wurde im Tiermodell bei Ratten mit einer Polyarthritis, also mit einer entzündlichen Erkrankung mehrerer Gelenke, beobachtet, dass bereits äußerlich auf die Gelenke aufgetragenes DMSO die Gelenkentzündungen effektiv hemmte. Gleiches wurde auch bei Entzündungen im Rahmen eines allergischen Ekzems beobachtet.

Schmerz und Entzündung gehen Hand in Hand

Schmerzen und Entzündungen treten bei vielen Erkrankungen gemeinsam auf, beispielsweise bei einer aktivierten Arthrose oder einer Arthritis. Es sind diese Beschwerden, die Menschen am häufigsten zu schmerzstillenden Pillen, Cremes und Salben greifen lassen. Ob rezeptpflichtig oder frei verkäuflich, Schmerzmittel wandern millionenfach über den Tresen. Und dass die meisten Schmerzmittel auch gegen Entzündungen wirken, lässt die Verkaufszahlen noch weiter in die Höhe schnellen. Da heutzutage beinahe jedem Menschen Internet zur Verfügung steht, führen Schmerzmittel die »Hitliste« der georderten Medikamente an. Schließlich klagen wir ja alle hin und wieder über Kopf-, Zahn-, Rücken- oder Gelenkschmerzen.

Doch nur allzu häufig halten Schmerzmittel nicht das, was die Werbung verspricht. Die Schmerzen lassen nur vorübergehend nach, oder die Dosis der Schmerzmittel muss von Mal zu Mal erhöht werden. Nicht selten führt chronischer Schmerzmittelgebrauch, zum Beispiel bei Kopfschmerzen, zu noch stärkeren Kopfschmerzen. Außerdem ist regelmäßiger Schmerzmittelkonsum mit zum Teil schweren Nebenwirkungen verbunden.

All dies erklärt, warum nicht nur die pharmazeutische Industrie nach wirksamen, aber nebenwirkungsarmen Schmerzmitteln forscht. Das ideale Schmerzmedikament sollte verschiedene Anforderungen erfüllen, wie beispielsweise eine gut belegte Wirksamkeit sowie eine sichere Einnahme und Anwendung. Außerdem sollte es preiswert und rezeptfrei erhältlich sein.

Wie so oft steht eine wirksame und gut verträgliche Alternative, die all diese Anforderungen erfüllt, schon seit geraumer Zeit zur Verfügung, nämlich DMSO.

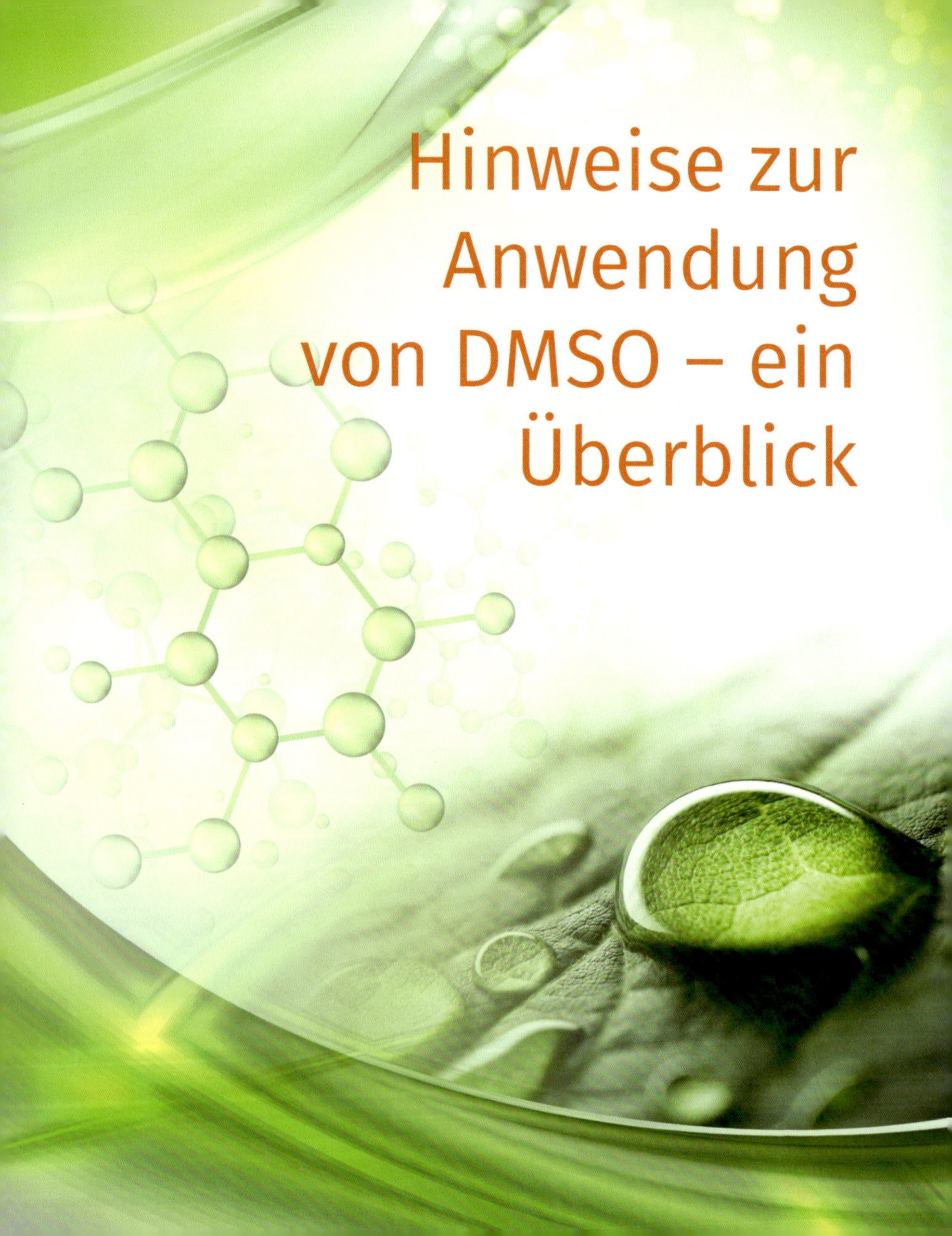

Hinweise zur Anwendung von DMSO – ein Überblick

1. **Besprechen Sie sich mit Ihrem Arzt!** Lassen Sie vor dem Beginn einer Behandlung mit DMSO Ihren Gesundheitszustand von einem Arzt Ihres Vertrauens feststellen. Sprechen Sie mit ihm auch über die Vorgeschichte Ihrer Erkrankung und die Medikamente, die Sie einnehmen.
2. **Händewaschen muss sein!** Ganz wichtig ist, dass Sie bei der Anwendung von DMSO auf Sauberkeit achten, vor allem beim Auftragen der Lösung. Denn DMSO transportiert auch Verunreinigungen oder Schadstoffe durch die Haut. Deswegen müssen Sie sich vor dem Auftragen der DMSO-Lösung unbedingt die Hände waschen.
3. **Bereiten Sie die Haut vor!** Bevor Sie DMSO auf die entsprechende Hautpartie auftragen, müssen Sie auch diese reinigen und trocknen.

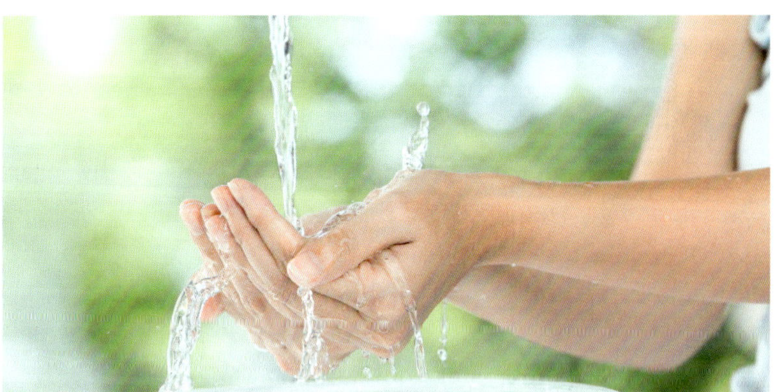

Achten Sie beim Auftragen von DMSO unbedingt auf Sauberkeit – von Händen und Hautoberfläche

4. **Leichtes Brennen und Jucken.** Nach dem Auftragen einer DMSO-Lösung auf die Haut können sich an der Auftragsstelle Wärme, Juckreiz und/oder ein leichtes Brennen entwickeln. Diese Symptome sind normal und klingen bereits nach kurzer Zeit wieder ab. Sollten das Brennen oder Jucken allerdings länger anhalten und unangenehm werden, waschen Sie die Hautstelle mit klarem Wasser ab. Damit verdünnen Sie die Lösung, und die Beschwerden verschwinden. Starten Sie Ihren nächsten Behandlungsversuch mit einer niedriger konzentrierten DMSO-Lösung.
5. **Der Geruch nach Austern, Meer und Knoblauch.** Schon während der Anwendung, egal ob äußerlich oder innerlich, werden Sie einen unangenehmen knoblauchähnlichen Mund- und Körpergeruch verspüren. Diesen können Sie etwas abmildern, indem Sie zusammen mit DMSO ein paar Tropfen eines ätherischen Öls auftragen oder in die Trinklösung den Saft einer halben Zitrone pressen.
6. **Vorsicht für Schwangere und Stillende!** Während der Schwangerschaft und der Stillzeit sollten Sie auf die Anwendung von DMSO besser verzichten.
7. **Qualität ist wichtig!** Verwenden Sie für die Herstellung von Lösungen und anderem bitte ausschließlich DMSO Ph. Eur. von pharmazeutischer Qualität in einer Konzentration von 99,9 Prozent.
8. **Richtige Lagerung.** Reines DMSO »gefriert« bereits bei einer Temperatur von 18,5 °C, das heißt, es kristallisiert und wird fest. Aus

diesem Grund sollten Sie es immer bei Raumtemperatur lagern, am besten in einer Braunglasflasche licht- und luftdicht verschlossen. Sollte es dennoch auskristallisieren, müssen Sie es vor der Verdünnung über Wasserdampf verflüssigen. Die Mikrowelle eignet sich dazu nicht. Sie würde die Substanz zerstören.

9. **Keine giftigen Substanzen!** Während und direkt nach der äußerlichen Anwendung müssen Sie jeden Kontakt mit giftigen oder schädlichen Substanzen vermeiden. Diese könnten sonst mit dem DMSO in Ihren Körper gelangen und so zu erheblichen Schäden führen.

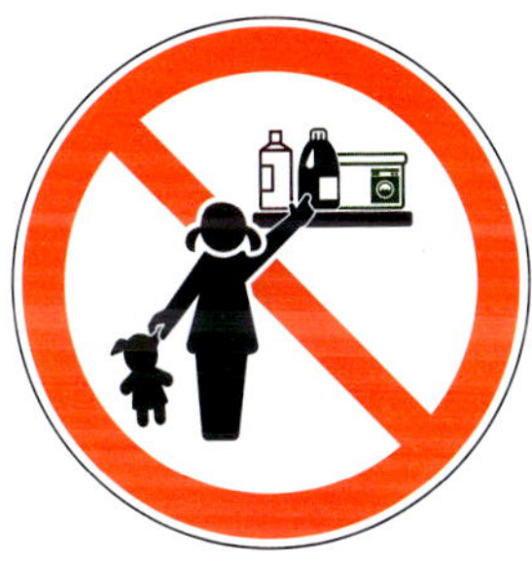

10. **Von Kindern fernhalten!** Reines DMSO kann Haut und Schleimhäute verätzen. Deswegen müssen Sie DMSO immer außerhalb der Reichweite von Kindern aufbewahren!
11. **Testen Sie sich im Vorfeld!** Beginnen Sie immer erst mit einer niedrigeren Dosierung. Steigern Sie diese schrittweise, wenn keine Hautirritationen auftreten.

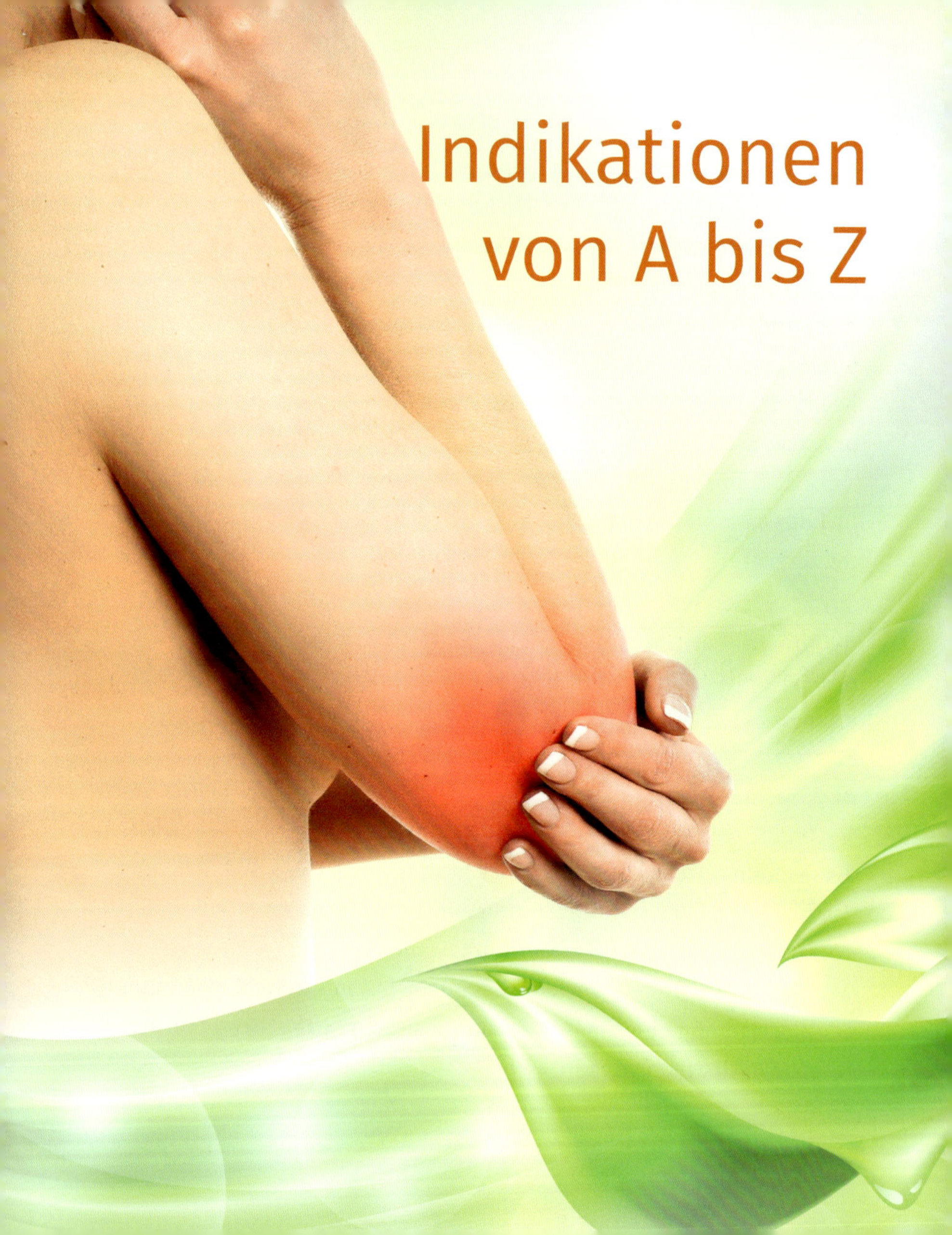

Indikationen von A bis Z

Schon Dr. Richard D. Brobyn vom Medical Center in Bainbridge Island, Washington, bewertete DMSO als eines der am meisten untersuchten und trotzdem noch wenig verstandenen pharmazeutischen Produkte unserer Zeit. Bis jetzt wurden rund 12000 Artikel über die medizinische Anwendung von DMSO publiziert. DMSO wird heute bei vielen verschiedenen Indikationen angewendet. Doch zu den wohl wichtigsten Einsatzgebieten für DMSO gehören Schmerzen und Entzündungen.

Es ist möglich, DMSO allein oder in Kombination mit allen Naturheilmitteln zu verwenden. Sie können die einzelnen Komponenten direkt miteinander vermischen oder zeitversetzt einsetzen. Doch bevor Sie DMSO anwenden, sollten Sie einen Verträglichkeitstest durchführen: Mischen Sie 7 Teile DMSO mit 3 Teilen destilliertem Wasser. Bestreichen Sie Ihre Armbeuge mit einem Naturhaarpinsel, den Sie vorher in die Lösung getaucht haben. Wenn sich keine Hautreizungen zeigen, sich die Haut nicht übermäßig rötet und auch nach mehreren Stunden keine allergische Reaktion auftritt, dann vertragen Sie eine 70-prozentige DMSO-Lösung problemlos. Ein leichtes Prickeln oder eine sanfte Hautrötung sind jedoch kein Anlass, die Therapie nicht durchzuführen oder abzubrechen.

Vor allem, wenn Sie DMSO über einen längeren Zeitraum anwenden, beispielsweise bei Arthrose, sollten Sie Ihrem Körper aber auch regelmäßig eine DMSO-Pause verordnen. So könnten Sie zum Beispiel festlegen, dass Sie am Sonntag kein DMSO verwenden. Dau-

Schützen Sie Ihre Hände mit Handschuhen!

Wenn Sie eine DMSO-Lösung auftragen, sollten Sie vor allem bei höheren Konzentrationen Handschuhe tragen. Latex- und Einmalhandschuhe eignen sich hier nicht. Verwenden Sie bitte Handschuhe aus Nitrilkautschuk.
So können Sie testen, ob sich Ihre Schutzhandschuhe für die Verwendung von DMSO eignen: Tauchen Sie einen Finger des Handschuhs über Nacht in die DMSO-Lösung. Ist nach dieser Zeit der Handschuhfinger noch in Ordnung, können Sie den Schutzhandschuh verwenden. Eine weitere Möglichkeit, um den Handschuh auf seine Brauchbarkeit zu testen, ist, etwas DMSO-Lösung in einen Finger zu gießen und 24 Stunden dort zu belassen. Dann gießen Sie die Lösung vorsichtig aus, drehen den Finger um und prüfen ihn auf eventuelle Schäden. Ist das Material noch intakt, eignet sich der Handschuh für die »Arbeit« mit DMSO.

ert die Behandlung sogar mehrere Monate, sollten Sie nach ungefähr 6 Monaten einige Wochen mit DMSO pausieren.

Achillessehnenentzündung

Schmerzen im Bereich der Achillessehne nach Über- oder Fehlbelastungen deuten auf eine Entzündung dieser Sehne hin. Dann ist die Achillessehne oder der Sehnenansatz am Fersenbein gereizt oder entzündet. Ursache ist häufig eine ungewohnte Trainingsbelastung. Aber auch eine Fehlstellung der Füße oder Beine, beispielsweise ein Knick-Senkfuß oder X-Beine, können eine Achillessehnenentzün-

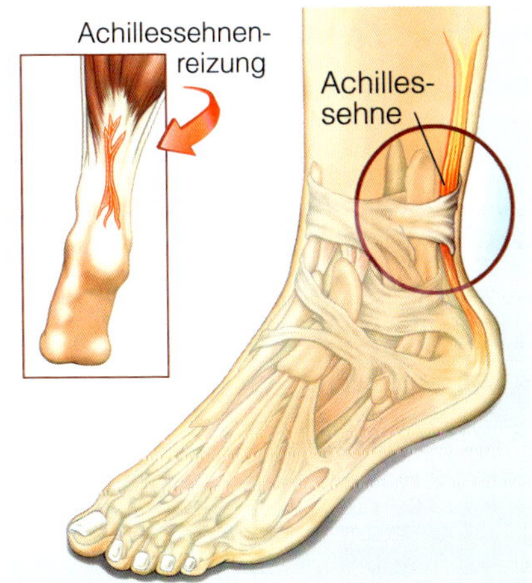

Anatomie der Achillessehne

dung begünstigen. Ein höheres Risiko tragen auch Diabetiker oder übergewichtige Personen. Die Schulmedizin empfiehlt hier, den betroffenen Fuß zu schonen.

Anwendung: *Benetzen Sie den betroffenen Bereich ungefähr 5 Tage lang zwei- bis dreimal täglich großflächig mit einer 75-prozentigen DMSO-Lösung.*

Akne

Vielleicht gehören Sie ja auch zu den Menschen, die während der Pubertät unter Akne gelitten haben. Sicherlich haben Sie dann alle erdenklichen Versuche unternommen, um die eitrigen Pusteln und

Pickel wieder loszuwerden. Bei der Behandlung von Akne werden Salben mit Vitamin A, Salicylsäure, Milchsäure oder Antibiotika, bestimmte Peelings, Waschlotionen, Cremes, ja sogar Hormone eingesetzt. Doch häufig bleibt der gewünschte Erfolg aus. Vor allem bei einer schweren Akne bilden sich Narben. Mit DMSO heilen Pickel und Pusteln sowie eventuell schon entstandene Narben dagegen rasch ab. Denn DMSO hemmt die für die entzündeten Pickel verantwortlichen Bakterien und fördert die Wundheilung.

Anwendung 1: *Sind nur wenige Pickel beziehungsweise Pusteln im Gesicht vorhanden, können Sie diese mit reinem DMSO betupfen. Ist das Gesicht hingegen großflächig betroffen, stellen Sie eine 25-prozentige DMSO-Lösung her und sprühen diese auf das Gesicht. Anschließend können Sie spezielle Cremes oder Salben gegen Akne auftragen.*

Anwendung 2: *Sie können auch eine Salicylsäure enthaltende Creme mit einer 25-prozentigen DMSO-Lösung vermischen. So dringt die Salicylsäure in die tieferen Hautschichten ein und kann von dort aus die Regeneration der Haut anstoßen. Dies gilt auch für Kombinationen von DMSO mit einer Vitamin-A-haltigen Salbe.*

Mein Tipp: *Wenn Sie die Kombination mit einer 25-prozentigen DMSO-Lösung gut vertragen, können Sie auch eine höhere Konzentration verwenden. Tasten Sie sich langsam an die für Ihr Gesicht verträgliche DMSO-Konzentration heran.*

Allergien

Immer mehr Menschen klagen über Allergien, beispielsweise gegen Pollen, bestimmte Metalle (meist Nickel und Silber), Insektenstiche oder Lebensmittel. Häufig zeigt sich eine Allergie in Form von Hautreizungen mit starkem Juckreiz. Auch hier sollten Sie DMSO probieren.

Anwendung: *Stellen Sie in Abhängigkeit von der Stelle, an der die Hautreizung auftritt, eine DMSO Lösung von 25 Prozent (Gesicht), 50 Prozent (Rumpf und Arme) oder 75 Prozent (Beine, Füße) her. Bestreichen Sie die Haut zwei- bis dreimal täglich mit der Lösung. Schon nach einem Tag dürfte der Juckreiz verschwunden und die Haut abgeheilt sein.*

Aphthen

Bei Aphthen handelt es sich um milchig-gelbliche Geschwüre, die auf dem Zahnfleisch oder der Mundschleimhaut auftreten. Zwar verschwinden Aphthen meist nach einigen Tagen wieder, aber in dieser Zeit können sie starke Schmerzen verursachen und das Essen deutlich erschweren.

Anwendung: *Tauchen Sie ein hölzernes Wattestäbchen (Achtung! Der Schaft darf weder aus Papier noch aus Plastik sein!) in reines DMSO oder in eine 70- oder 80 prozentige DMSO-Lösung. Betupfen Sie die Aphthen zweimal täglich mit DMSO. Die Schmerzen sind sofort verschwunden und die Aphthen werden sich innerhalb von 2 Tagen zurückbilden.*

Arteriosklerose

Unter einer Arteriosklerose – auch als Gefäßverkalkung bezeichnet – versteht man Ablagerungen von Fett oder Kalk in den Arterien. Diese Blutgefäße leiten das Blut vom Herzen zu den Organen und Muskeln. Durch solche Ablagerungen wird der Durchmesser der Arterien zum Teil extrem verringert. Außerdem wird die Gefäßwand immer starrer und dicker, was die Verengung der Gefäße noch weiter verstärkt. Das Blut kann nicht mehr ungehindert durch die Gefäße fließen, und es kommt zu Durchblutungsstörungen. Schlimmstenfalls bildet sich ein Pfropf aus Blutplättchen, wodurch das Gefäß dann gänzlich verschlossen wird. Unbehandelt kann eine Arteriosklerose zu Herzinfarkten und Schlaganfällen führen. Die Gefäßverkalkung ist heute für ungefähr 50 Prozent aller Todesfälle in den Industrieländern verantwortlich.

Eine Arteriosklerose kann in allen Arterien auftreten. Zu den wichtigsten Ursachen gehören Bluthochdruck, Diabetes, Rauchen und zu hohe Blutfettwerte. Und diese Risikofaktoren sind (bis auf das Rauchen) wiederum auf ungesunde Ernährung und mangelnde Bewegung zurückzuführen. Grundsätzlich wird die Neigung zu Arteriosklerose vererbt.

DMSO erweitert die Gefäße und unterstützt die Lösung und den Abtransport der Ablagerungen. Außerdem verhindert DMSO die Bildung solcher Ablagerungen.

Anwendung: *Trinken Sie schon zur Prophylaxe von Arteriosklerose jeden Tag eine DMSO-Lösung. Geben Sie dazu einen Teelöffel DMSO in 300 Milliliter Wasser, Tee oder Saft.*

Mein Tipp: *Sie können einer Arteriosklerose selbst vorbeugen, indem Sie sich gesund ernähren. Ersetzen Sie Fleisch durch Fisch, der Ihren Körper mit gesunden Omega-3-Fettsäuren versorgt. Außerdem sollten Sie nicht rauchen, auf Alkohol verzichten und körperlich aktiv werden.*

Arthritis

Bei einer Arthritis handelt es sich um eine entzündungsbedingte Gelenkerkrankung, bei der der Gelenkknorpel durch die Entzündung zerstört wird. Bei der häufigsten Form der Arthritis, der sogenannten rheumatoiden Arthritis, entsteht die Entzündung durch eine Autoimmunreaktion des Körpers. Aus bisher noch nicht bekannten Gründen beginnt das Immunsystem der Betroffenen den Gelenkknorpel als Fremdkörper zu betrachten. Es werden Antikörper gebildet, die das Knorpelgewebe angreifen und zerstören. Dieser Prozess ist zwangsläufig mit einer Entzündung verbunden. Im Gegensatz zur Arthrose treten die Beschwerden bei einer Arthritis immer beidseitig auf. Schon in der frühen Erkrankungsphase leiden die Patienten unter einer Morgensteifigkeit der großen Gelenke oder unter beidseitigen Schwellungen der Finger. In einem späteren Stadium ist die Arthritis durch massive, schmerzhafte Gelenkverformungen und Einsteifungen charakterisiert. Die Erkrankung verläuft in sehr schmerzhaften Schüben – immer in Verbindung mit Entzündungen.

Die Schulmedizin zielt darauf ab, die Krankheitsaktivität zu reduzieren und Gelenkschäden zu verhindern. So hemmen die sogenannten Basistherapeutika und Cortison die Entzündung im Gelenk. Außerdem sollen sie die Zerstörung der betroffenen Gelenke aufhalten. Weitere Medikamente zielen darauf ab, die Beweglichkeit zu erhalten und die Schmerzen zu lindern. Doch all diese Medikamente haben zum Teil starke Nebenwirkungen. DMSO kann die schulmedizinische Therapie unterstützen, sodass Sie weniger Medikamente benötigen und damit auch deren Nebenwirkungen erheblich verringern können.

Anwendung: *Stellen Sie sich eine 40- bis 70-prozentige DMSO-Lösung her (4 Teile DMSO + 6 Teile Wasser beziehungsweise 7 Teile DMSO + 3 Teile Wasser) und tragen Sie die Lösung am besten mit einem Naturhaarpinsel zwei- bis dreimal täglich großflächig auf die betroffenen Gelenke auf. Lassen Sie DMSO mindestens 30 Minuten lang einwirken, bevor die Stelle wieder mit der Kleidung in Kontakt kommt. Führen Sie diese Behandlung so lange durch, bis Ihre Beschwerden nachlassen.*

Arthrose

Die Arthrose ist die wohl häufigste aller Gelenkerkrankungen. Der Gelenkknorpel ist teilweise zerstört, im Spätstadium sogar vollständig. Die häufigsten Ursachen sind eine Über- beziehungsweise Fehlbelastung des betroffenen Gelenks, Übergewicht, Bewegungsmangel, frühere Verletzungen und auch erbliche Belastung. Im Gegensatz zur Arthritis (siehe Seite 65) tritt eine Entzündung erst im fortgeschrittenen Erkrankungsstadium auf. Doch nicht jeder Arthrosepatient hat in den betroffenen Gelenken zwangsläufig eine Entzündung. Am häufigsten entwickelt sich eine Arthrose in den Knie- und Hüftgelenken.

Arthrosepatienten haben anfangs kaum irgendwelche Beschwerden. Eine Arthrose des Knie- oder Hüftgelenks äußert sich zunächst meist durch Probleme beim Treppensteigen. Später kommen dann Schmerzen unter Belastung und Morgensteifigkeit hinzu. Im fortge-

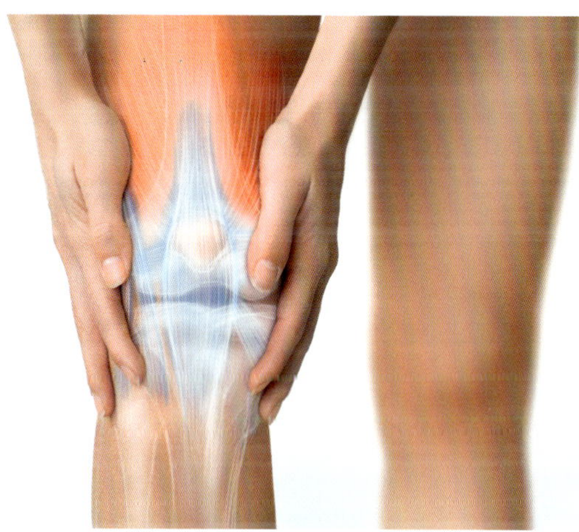

DMSO kann die Behandlung bei Arthrose wirkungsvoll unterstützen.

DMSO und Kokosöl zur Schmerzlinderung

Geben Sie 15 Milliliter DMSO und 15 Milliliter destilliertes Wasser in einen Esslöffel geschmolzenes Kokosöl. Lassen Sie die Lösung im Kühlschrank ungefähr 20 Minuten abkühlen und streichen Sie sie dann mit einem Naturhaarpinsel dreimal täglich großflächig auf das schmerzende Gelenk auf.

schrittenen Stadium treten die Gelenkschmerzen auch im Ruhezustand auf, beispielsweise nachts. Die Beweglichkeit des betroffenen Gelenks wird immer mehr eingeschränkt.

Die Schulmedizin bietet leider nur Medikamente gegen die Schmerzen (wie beispielsweise Ibuprofen, Diclofenac), Physiotherapie für mehr Beweglichkeit und – wenn sonst nichts mehr hilft – den Ersatz des kranken Gelenks durch ein künstliches. Schmerzmedikamente haben jedoch erhebliche Nebenwirkungen. Nicht selten berichten Patienten von Magen-Darm-Blutungen.

Anwendung 1: *Sollten Sie zu den vielen Arthrosepatienten gehören, dann probieren Sie doch einmal DMSO. Stellen Sie sich eine 40-prozentige DMSO-Lösung her (4 Teile DMSO + 6 Teile Wasser) und tragen Sie die Lösung am besten mit einem Naturhaarpinsel einige Tage lang zwei- bis dreimal täglich großzügig auf das betroffene Gelenk auf. Lassen Sie DMSO wenigstens 30 Minuten lang einwirken, bevor die Stelle wieder mit Kleidung in Kontakt kommt. Unterstützen Sie die lokale Behandlung durch die innere Anwendung von DMSO.*

Anwendung 2: *Trinken Sie jeden Tag 300 Milliliter Wasser, Tee oder Saft vermischt mit 1–3 Teelöffeln DMSO. Wahrscheinlich werden Sie schon nach wenigen Tagen spüren, dass die Beschwerden zurückgehen. In seltenen Fällen kann es jedoch auch 1–2 Wochen dauern, bis die Schmerzen und Entzündungen nachlassen und sich die Beweglichkeit des betroffenen Gelenks wieder verbessert.*

Weihrauch: Weihrauch kann mehr, als nur für einen angenehmen Duft zu sorgen. Schon seit Jahrtausenden wird er unter anderem gegen Entzündungen eingesetzt. Der Weihrauchbaum gehört zu den Balsambaumgewächsen und wächst vor allem im vorderasiatischen Raum wie Oman und Jemen, aber auch in Ostafrika. Als wirksamste Weihrauchart gilt *Boswellia serrata*. Das Harz des Weihrauchbaumes enthält verschiedene ätherische Öle, Säuren und sekundäre Pflanzenstoffe. Diese Substanzen machen den Weihrauch auch in medizinischer Hinsicht interessant. Zwar steckt die Forschung zu den Wirkungen des Weihrauchs noch in den Kinderschuhen, aber erste Berichte deuten darauf hin, dass mit Weihrauch vor allem bei entzündlichen Gelenkerkrankungen wie Arthrose und Arthritis gute Erfolge erzielt werden können. Weihrauchextrakt, der aus dem Harz gewonnen wird, gibt es nicht nur als Kapseln zum Einnehmen, sondern auch in Form von Cremes und Salben.

Anwendung 3: *Vermischen Sie eine Weihrauchsalbe/-creme mit einer DMSO-Lösung (50–70 Prozent). Tragen Sie die Salbe/Creme dann zweimal täglich auf das schmerzende Gelenk auf, bis die Beschwerden nachgelassen haben und die Entzündung zurückgegangen ist.*

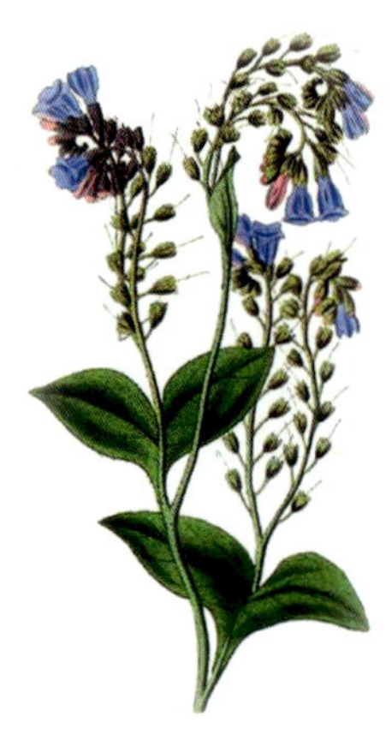

Beinwellwurzel: Gegen Gelenkschmerzen haben sich außerdem Salben mit dem Extrakt der Beinwellwurzel bewährt. Sie können den schmerzlindernden Effekt der Salbe durch DMSO verstärken.

Anwendung 4: *Mischen Sie die Salbe mit 4 Tropfen reinem DMSO. Tragen Sie dann die Salbe großflächig auf das betroffene Gelenk auf. Achtung! Stellen Sie die Mischung immer frisch her.*

Mein Tipp: *Gegen die Schmerzen, Entzündungen und Bewegungseinschränkungen im Rahmen einer Arthrose vermischen Sie 4 Tropfen pharmazeutisches DMSO (Reinheit 99,9 Prozent) mit einer Ibuprofen- oder Diclofenac-haltigen Salbe und tragen diese dann auf das betroffene Gelenk auf. Die Beschwerden werden innerhalb einer Stunde deutlich zurückgehen. Wenn Sie dies regelmäßig tun, werden Sie deutlich weniger Schmerzmittel benötigen.*

Atemwegsinfektionen

Viele von uns erkranken mindestens einmal im Jahr an Schnupfen, Husten oder Heiserkeit. Meist sind Viren dafür verantwortlich, manchmal können aber auch Bakterien hinzukommen, was die Erkältung dann zusätzlich noch erschwert.

DMSO hilft sehr effektiv gegen alle Atemwegserkrankungen, die durch Viren oder Bakterien ausgelöst werden. Meist verläuft die Erkältung dann nicht so heftig und vor allem auch kürzer als sonst. Dank DMSO ist die Erkältung in der Regel nach 2–3 Tagen überstanden.

Anwendung 1: *Gegen Schnupfen geben Sie mehrmals täglich 2 Tropfen einer 25-prozentigen DMSO-Lösung in jedes Nasenloch. Ist Ihr Rachen entzündet, dann gurgeln Sie außerdem mehrmals täglich mit einer 30-prozentigen DMSO-Lösung.*

Zusätzlich sollten Sie Ihr Immunsystem unterstützen.

Anwendung 2: *Lösen Sie einen Teelöffel DMSO in 300 Millilitern Wasser, Saft oder Tee. Trinken Sie die Lösung ein- bis dreimal täglich.*

Augenerkrankungen

Verschiedene Augenerkrankungen wie grauer Star, Makula-Ödeme oder Makula-Degeneration können erfolgreich mit DMSO behandelt werden. Auch eine Bindehautentzündung spricht gut auf DMSO an.

Anwendung: *Stellen Sie eine 2-prozentige DMSO-Verdünnung mit destilliertem Wasser her. Geben Sie ein- bis dreimal täglich wenige Tropfen in beide Augen.*

Übrigens: *Sollte Ihnen operativ eine künstliche Linse eingesetzt worden sein, können Sie trotzdem DMSO-haltige Augentropfen verwenden. Denn in dieser Verdünnung hat DMSO seine kunststofflösenden Eigenschaften verloren.*

Blasenentzündung, chronische

Typisch für eine chronische Blasenentzündung, eine interstitielle Zystitis, ist der sehr häufige Harndrang. Manche Patienten müssen bis zu 50-mal täglich auf die Toilette, oft zusammen mit heftigen Blasenkrämpfen und Unterleibsschmerzen. In der Regel sind hauptsächlich Frauen von einer solchen chronischen Blasenentzündung betroffen. Welche Ursachen der Erkrankung zugrunde liegen, ist bis heute nicht bekannt. Fest steht nur, dass keine Bakterien oder Viren dafür verantwortlich sind.

Die interstitielle Zystitis ist die einzige Indikation, für die DMSO in den USA zugelassen ist. Zwar gestaltet sich die Behandlung mit DMSO umständlich, aber bei rund 50–70 Prozent der Patientinnen gehen die Beschwerden deutlich zurück, denn die Substanz wirkt muskelentspannend, entzündungshemmend und schmerzlindernd. Die Anwendung ist kompliziert. Deswegen empfehle ich Ihnen, einen Arzt, am besten einen Urologen, aufzusuchen und die DMSO-Therapie mit ihm zu besprechen.

Anwendung: *Alle 1–2 Wochen wird der Arzt 50 Milliliter einer 50-prozentigen DMSO-Lösung in die Blase einführen. Die Lösung verbleibt 15 Minuten in der Blase und wird dann wieder mit dem Urin ausgeschieden. Die Behandlung dauert insgesamt 8–12 Wochen.*

Blutergüsse (blaue Flecken)

Wenn Sie sich gestoßen haben, dauert es meist nicht lange und es bildet sich ein druckschmerzhafter Bluterguss. Sportler bringen solche Blessuren regelmäßig mit nach Hause. Auch hier ist DMSO entweder allein oder in Kombination mit anderen Mitteln eine effektive Hilfe.

Anwendung: *Tragen Sie über 1–2 Tage ein- bis zweimal täglich eine einfache DMSO-Lösung auf. Am Unterkörper »arbeiten« Sie mit einer 75-prozentigen, am Oberkörper mit einer 50-prozentigen Lösung.*

Bluthochdruck

Ein erhöhter Blutdruck, allgemein ab Werten von 139 zu 89 mmHg (Millimeter Quecksilbersäule), betrifft allein in Deutschland über 20 Millionen Menschen. In der Gruppe der älteren Menschen (über

64 Jahre) leidet wahrscheinlich sogar jeder Zweite darunter. Bluthochdruck, in der Medizin spricht man von Hypertonie, entsteht durch einen erhöhten Druck in den Blutgefäßen. Gefährlich ist, dass er schleichend verläuft und zumindest anfangs keine Beschwerden verursacht. Deshalb bleibt Bluthochdruck häufig lange Zeit unerkannt und demzufolge auch unbehandelt. Auf Dauer schädigt der erhöhte Druck jedoch das Herz und andere lebenswichtige Organe. Darum gehört Hypertonie zu den Hauptursachen von Herz- und Kreislauferkrankungen, insbesondere von Herzinfarkt und Schlaganfall. Wurde bei Ihnen Bluthochdruck festgestellt, müssen Sie auf jeden Fall blutdrucksenkende Medikamente einnehmen, sozusagen

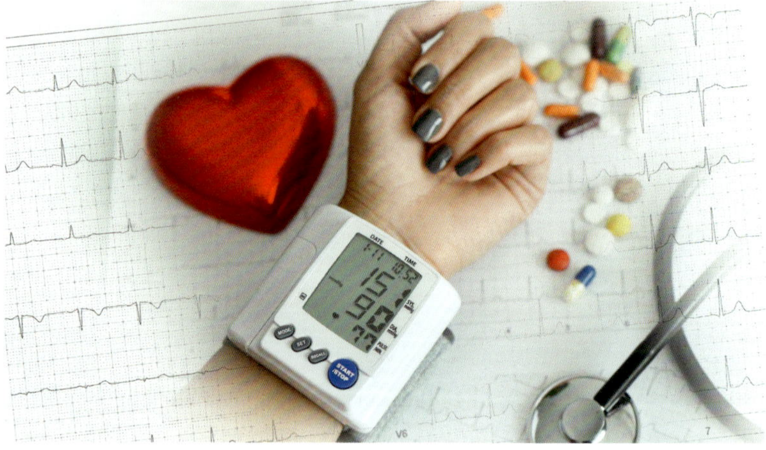

Ein Blutdruckmessgerät gehört in jede Hausapotheke.

Systolischer und diastolischer Blutdruckwert

Der Blutdruckwert bei einem gesunden Menschen liegt bei ungefähr 120 zu 80 mmHg. Die erste Zahl bezeichnet den systolischen, die zweite den diastolischen Druck. Als Systole wird in der Medizin die Auswurfphase des Herzens bezeichnet, bei der sich die linke Herzkammer zusammenzieht und das Blut in die Aorta pumpt. Zugleich gelangt aus der rechten Herzkammer Blut in den Lungenkreislauf. Zu diesem Zeitpunkt ist der Blutdruck am höchsten. Die zweite Zahl steht für die Diastole. In dieser Phase entspannen sich die Herzkammern. Sie erweitern sich und neues Blut kann hineinströmen. Der Blutdruck ist jetzt am niedrigsten.

Bei einem dauerhaften systolischen Wert von über 140 bis 159 und/oder einem diastolischen Wert von über 90 bis 99 mmHg besteht nach internationaler Definition leichter Bluthochdruck beziehungsweise Bluthochdruck Grad 1. Eine schwere Hypertonie (Grad 3) beginnt bei Werten ab 180 systolisch und/oder ab 110 mmHg diastolisch.

als Soforthilfe. Dies gilt besonders bei sehr hohen Blutdruckwerten (siehe Kasten oben).

Zusätzlich sollten Sie unbedingt diese zwei Punkte beachten: Ernähren Sie sich ausgewogen, möglichst salzarm, und bewegen Sie sich regelmäßig.

DMSO erweitert die Gefäße, wodurch der Blutdruck sinkt. Es ist möglich, sich diese Eigenschaft vor allem bei einem leicht erhöhten Blutdruck zunutze zu machen. Möglicherweise können Sie durch die Anwendung von DMSO die Dosis der Blutdrucksenker reduzieren oder diese Medikamente sogar ganz einsparen. Das müssen Sie allerdings unbedingt mit Ihrem Arzt besprechen.

Anwendung: *Nehmen Sie zweimal täglich eine 30-prozentige DMSO-Lösung ein. Setzen Sie die Einnahme circa 1 Woche fort. Sollten sich Ihre Blutdruckwerte nicht verbessert haben, dann steigern Sie die Konzentration der DMSO-Lösung auf 50 Prozent. Kontrollieren Sie Ihren Blutdruck einmal täglich.*

Brandwunden

Mit Sicherheit haben auch Sie sich schon mindestens einmal im Leben verbrannt, beispielsweise beim Kochen oder beim Bügeln. Brandwunden verursachen zum Teil wirklich höllische Schmerzen. Vergessen Sie hier normale Brandsalben. DMSO in Verbindung mit Wasserstoffperoxid hilft selbst bei Verbrennungen dritten Grades, denn beide Substanzen fördern die Wundheilung, Wasserstoffperoxid besitzt zudem eine desinfizierende Wirkung. Der Schmerz geht bereits nach der ersten Anwendung deutlich zurück. Schon nach kurzer Zeit wird sich die Wunde schließen. Die Kombination von DMSO und Wasserstoffperoxid verhindert Ödeme und Brandblasen.

Anwendung: *Sprühen Sie mehrmals täglich zunächst eine 3-prozentige Wasserstoffperoxidlösung, danach eine 50-prozentige DMSO-Lösung auf die Wunde. Schon nach 3 Wochen (bei schweren Brandwunden) ist die Brandwunde verheilt.*

Colitis ulcerosa

Colitis ulcerosa, die chronische Darmentzündung, ist eine entzündliche Darmerkrankung, unter der die Betroffenen häufig ein Leben lang leiden. Der Feind liegt hier im eigenen Körper, denn Colitis ulcerosa ist eine Autoimmunerkrankung.

Schätzungsweise rund 300 000 Menschen sind in Deutschland betroffen. Meist bricht sie zwischen dem 20. und 40. Lebensjahr aus. Sie befällt ausschließlich den Dickdarm. In der Darmschleimhaut bilden sich Entzündungen und eitrige Geschwüre. Diese führen zu Bauchschmerzen und oft auch zu blutigen Durchfällen. Die Erkrankung verläuft in Schüben: So gibt es zum einen Phasen mit heftigen Beschwerden (Akutphase) und solche mit nur wenigen Problemen (Remission).

Welche Ursachen der Erkrankung zugrunde liegen, ist bis heute nicht geklärt. Eine Rolle spielen wohl eine erblich bedingte Neigung zu Darmentzündungen, eine ungünstige Zusammensetzung des Darminhalts, ein gestörtes Immunsystem sowie auch starke psychische Belastungen.

Auch bei dieser Erkrankung steht der entzündungshemmende Effekt von DMSO im Vordergrund.

Anwendung: *Vermischen Sie 1–3 Teelöffel DMSO (99,7 bis 99,9 Prozent) mit 300 Millilitern Wasser, Tee oder Saft. Trinken Sie die Mischung zweimal täglich. Ihre Beschwerden werden rasch verschwinden.*

Druckgeschwüre (Dekubitus)

Bettlägerige Menschen entwickeln häufig Druckgeschwüre. Ursache hierfür ist das eigene Körpergewicht. Aufgrund der Last auf einen bestimmten Bereich des Körpers (meist Gesäß, Fersen oder Rücken) kann die Haut dort nicht mehr atmen. Die Durchblutung wird beeinträchtigt, in der Folge sammeln sich Abfallstoffe an und Hautzellen sterben ab. All dies bietet eine ideale Grundlage für die Vermehrung von Bakterien, und so bilden sich zum Teil tiefe Geschwüre. Die Heilung ist sehr schwierig, wenn nicht gar unmöglich. Denn die Betroffenen sind meist krank und schwach und können sich nicht mehr richtig bewegen.

Studien haben gezeigt, dass DMSO, als Salbe aufgetragen, solche Druckgeschwüre heilen oder zumindest massiv lindern kann – und dies völlig ohne Nebenwirkungen. DMSO hemmt die Entzündung, baut das abgestorbene Hautgewebe ab und stoppt die Vermehrung von Bakterien.

Anwendung 1: *Tragen Sie zweimal täglich eine 50- bis 75-prozentige DMSO-Lösung auf die Druckgeschwüre auf. Setzen Sie die Behandlung so lange fort, bis sich die Geschwüre wieder komplett geschlossen haben.*

Anwendung 2: *Kombinieren Sie DMSO mit einer rezeptfreien Druckgeschwürsalbe aus der Apotheke, beispielsweise Betaisodona oder Decubitan. Vermischen Sie die Salbe sorgfältig mit so vielen Tropfen* *einer 50- bis 75-prozentigen DMSO-Lösung, dass die Konsistenz der Salbe noch erhalten bleibt. Tragen Sie die Salbe zweimal täglich auf die betroffenen Körperstellen auf. Führen Sie die Behandlung so lange fort, bis die Geschwüre abgeheilt sind.*

Durchblutungsstörungen

siehe Arteriosklerose

Ekzeme

Bei Ekzemen handelt es sich um eine oberflächliche Entzündung der Haut. Sie äußert sich durch eine Rötung (Erythem) und bisweilen heftigen Juckreiz. Gelegentlich treten auch mit Flüssigkeit gefüllte Blasen auf, die unter Krusten- und Schuppenbildung abheilen. Die Ursachen für ein Ekzem sind mannigfaltig. So kann beispielsweise der Kontakt mit bestimmten Materialien oder Schweiß dafür verantwortlich sein.

DMSO wirkt abschwellend und antientzündlich und ist deswegen sehr gut für die Behandlung von Ekzemen geeignet.

Anwendung: *Je nach Lokalisation streichen Sie das Ekzem zweimal täglich mit einer 20- bis 75-prozentigen DMSO-Lösung ein. Verwenden Sie dazu am besten einen Naturhaarpinsel. Führen Sie dies solange durch, bis das Ekzem verschwunden ist.*

Entzündungen allgemein

Ob nach einer Verletzung oder im Rahmen einer Arthrose: Es gibt unzählige Ursachen, die in unserem Körper Entzündungsreaktionen auslösen können. DMSO ist ein ausgezeichneter Entzündungshemmer.

Allein verabreicht fängt es freie Radikale, die Auslöser einer Entzündung, ab. In Kombination mit anderen Entzündungshemmern, beispielsweise einer Diclofenac-haltigen Creme, erhöht sich die Wirkung von Diclofenac um den Faktor 7.

DMSO verringert Nebenwirkungen von Cortison

In vielen Formen wird gegen Entzündungen auch Cortison eingesetzt, beispielsweise als Creme, Tabletten, Spray oder Spritze. Es gehört zu den stärksten antientzündlichen Medikamenten. Doch Cortison hat nicht unerhebliche Nebenwirkungen, vor allem wenn es in höherer Dosierung und über längere Zeit angewendet wird. Auf die Haut aufgetragen kann es, vor allem bei Langzeittherapie in höheren Dosen, zu einer »Hautverdünnung« (Hautatrophie) kommen. Wird Cortison in Form von Tabletten in höherer Dosierung über längere Zeit eingenommen, drohen Diabetes, Osteoporose und Bluthochdruck. Darüber hinaus wird das Immunsystem beeinträchtigt.

Wenn Sie gleichzeitig oder zeitlich versetzt zur Einnahme beziehungsweise Anwendung von Cortison DMSO einsetzen, kann die Cortisondosis verringert werden. Positiver Nebeneffekt: Nebenwirkungen lassen sich so bei gleichbleibend guter Wirksamkeit verhindern. Denn DMSO verstärkt die Wirkung von Cortison um ein Vielfaches. Für die gewünschte Wirkung wird also weniger Cortison benötigt, und in der Folge bleiben die Nebenwirkungen aus.

Erfrierungen

Bei uns sind Erfrierungen in der heutigen Zeit zwar relativ selten, aber im Winter bei Schnee und Eis kann es bei Bergsteigern und Skifahrern doch hin und wieder dazu kommen. Hauptsächlich treten die Frostbeulen an Fingern, Zehen und Wangen auf. Diese Erfrierungen sind zum Teil mit starken Schmerzen verbunden. Das geschädigte Gewebe ist gerötet und geschwollen.

DMSO unterstützt das Gewebe bei der Regeneration, die Frostbeulen heilen ab.

Anwendung: *Tragen Sie mehrmals täglich eine DMSO-Lösung auf die Frostbeulen auf. Verwenden Sie eine 75-prozentige Lösung für die Füße, eine 60-prozentige für die Hände und eine 25-prozentige für die Wangen. Setzen Sie die Anwendung fort, bis die Frostbeulen abgeheilt sind.*

Fersensporn

An der Fußsohle verläuft ein dickes, fächerförmiges Band, die Plantarfaszie. Sie verbindet die Zehen mit der Ferse. Durch Überbean-

spruchung der Plantarfaszie entstehen sehr kleine Risse, die der Körper irgendwann nur mehr durch Kalkeinlagerungen reparieren kann. Es hat sich ein Fersensporn gebildet. Irgendwann drückt der Fersensporn so stark auf das Bindegewebe, das dieses sich entzündet. Joggen, Übergewicht und Fehlstellungen des Fußes erhöhen das Risiko für einen Fersensporn. Sollten Sie zu Fersensporn neigen, sollten Sie Schuhe mit speziellen Einlagen tragen. Eine Salbe aus DMSO und Traumeel®-Salbe verschafft schon nach wenigen Tagen Linderung. Wichtig ist, dass Sie den betroffenen Fuß vor der Anwendung gut abwaschen, damit DMSO keinen Schmutz in das Gewebe transportiert.
Anwendung: *Mischen Sie 2 Teile der Salbe mit drei Teilen DMSO (99,9 %). Reiben Sie die schmerzende Ferse mit der Salbe ein und lassen Sie die Salbe mindestens 30 Minuten lang einwirken. In dieser Zeit dürfen Sie keine Strümpfe anziehen oder den Fuß mit einer Decke bedecken. Dann waschen Sie eventuell vorhandene Salbenreste mit warmem Wasser ab. Nach wenigen Tagen dürften die Schmerzen verschwunden sein.*

Fußgeruch

Für viele Menschen ist der Kauf von Schuhen oder die Bitte des Gastgebers, die Schuhe am Eingang auszuziehen, ziemlich unangenehm. Der Grund: schlecht riechender Fußschweiß. Vor allem in den heißen Sommermonaten sind Schweißfüße keine Seltenheit. Denn wenn es heiß ist, schwitzen unsere Füße noch schneller, vor allem wenn man Socken und geschlossene Schuhe tragen muss.

Schwitzen an sich ist gut, denn so schützt sich der Körper selbst vor Überhitzung. Wer aber stärker schwitzt, als es für die Wärmeregulation erforderlich wäre, leidet unter einer übermäßigen Schweißproduktion. Der Mediziner spricht dann von einer Hyperhidrose.

Der Schweiß selbst ist geruchsneutral. Kommt er aber mit den Bakterien auf der Haut in Kontakt, beginnen diese, den Schweiß zu zersetzen, und produzieren unter anderem Buttersäure – eine penetrant riechende Substanz. In geschlossenen Schuhen kann der Schweiß nicht mehr verdunsten, ideale Bedingungen also für den Fußschweiß.

Mit DMSO können Sie dem unangenehmen Fußgeruch zu Leibe rücken.

Anwendung: *Bestreichen Sie Ihre Fußsohlen zwei- bis dreimal täglich mit einer 50-prozentigen DMSO-Lösung. Zwar überdeckt anfangs der knoblauchartige Geruch von DMSO zuerst den Fußgeruch, aber er verschwindet nach 2–3 Tagen. Und dann riecht auch der Fuß nicht mehr unangenehm. Je länger Sie das DMSO auf die Füße auftragen, desto länger bleiben Sie auch vom Fußgeruch verschont.*

Gürtelrose (Herpes Zoster)

Heftige Schmerzen, meist im Gürtelbereich, seltener im Brustbereich, an den Extremitäten oder im Gesicht sowie Hautausschlag und

Bläschen sind die typischen Symptome einer Gürtelrose. Nicht selten bleiben kleine Narben zurück. Verantwortlich ist das Virus *Herpes zoster*. Die Erkrankung tritt nur bei Personen auf, die in der Kindheit eine Windpockeninfektion durchgemacht haben – eine Erkrankung, die ebenfalls durch das Virus *Herpes zoster* hervorgerufen wird. Diese Menschen tragen das Virus ein Leben lang im Körper. Ein intaktes Immunsystem hält die Viren in Schach. Ist das Immunsystem jedoch beeinträchtigt, beispielsweise in der Erkältungszeit, bei Stress oder zu starker seelischer beziehungsweise körperlicher Belastung, können die Viren wieder aktiv werden und eine Gürtelrose auslösen.

Verschiedene Studien haben gezeigt, dass DMSO in Verbindung mit dem Wirkstoff Idoxuridin die Beschwerden rasch lindern kann. Allerdings gehört Idoxuridin zu den rezeptpflichtigen Medikamenten. Sie müssen es sich also vom Arzt verschreiben lassen, wenn bei Ihnen eine Gürtelrose diagnostiziert wurde.

Anwendung 1: *Vermischen Sie die Idoxuridinsalbe mit einer 50-prozentigen DMSO-Lösung und tragen Sie das Gemisch dann einmal täglich auf den von den Bläschen betroffenen Körperbereich auf. Tritt keine Besserung ein, dann können Sie die DMSO-Dosierung auf 60 Prozent erhöhen.*

Anwendung 2: *Eine weitere Möglichkeit besteht darin, eine DMSO-Lösung mit Eigenurin aufzutupfen. Stellen Sie eine 30-prozentige DMSO-Lösung mit Eigenurin her. Betupfen Sie über mehrere Tage die betroffenen Hautareale mehrmals täglich mit der Lösung.*

Hals- und Rachenentzündung

Gerade im Herbst und Winter sind Halsschmerzen relativ häufig. Oft treten sie gemeinsam mit Husten und Schnupfen im Rahmen einer Erkältung auf. Verursacher einer Halsentzündung sind meist Viren, manchmal können sich auch Bakterien dazugesellen.

Schon unsere Großmütter haben uns dann mit verschiedenen Lösungen mehrmals täglich gurgeln lassen. Viele Gurgellösungen aus der Apotheke enthalten DMSO. Ich empfehle, nur mit DMSO zu gurgeln.

Anwendung: *Stellen Sie mit Leitungswasser eine 30- bis 40-prozentige DMSO-Lösung her. Gurgeln Sie mehrmals am Tag mit dieser Lösung. Die Halsschmerzen sind meist schon nach 2 Tagen verschwunden.*

Herpesbläschen

Aufregung, Stress oder zu starke Sonneneinstrahlung können bei entsprechend disponierten Menschen zur Bildung von Fieber- oder Lippenbläschen, den Herpesbläschen, führen. Meist treten diese Bläschen an der Lippe oder im Gesicht auf. Schuld sind Herpesviren, mit denen man sich bereits in der Kindheit infiziert hat. Diese schlummern im Körper, solange das Immunsystem intakt ist. Ist das Immunsystem jedoch beeinträchtigt, beispielsweise bei Stress, Erkältung oder Ähnlichem, »wachen« die Viren auf und machen sich durch Bläschen bemerkbar.

Anfangs verspürt man nur ein leichtes Kribbeln. Doch innerhalb weniger Stunden bilden sich die lästigen und oft auch schmerzhaften Bläschen, die hochinfektiös sind. Meist platzen die Bläschen und heilen unter Schorfbildung ab.

Anwendung 1: *Geben Sie etwas reines DMSO auf ein hölzernes Wattestäbchen und betupfen Sie damit die Bläschen.*

Anwendung 2: *Vermischen Sie eine rezeptfreie Salbe gegen Lippenherpes mit etwas 99,7- oder 99,9-prozentigem DMSO und betupfen Sie damit die Herpesbläschen.*

Herpes ist ansteckend

Herpesviren sind hochansteckend. Deswegen sollten Sie nie aus demselben Glas trinken wie jemand, der an Lippenherpes erkrankt ist. Auch sollten Sie die Bläschen nie mit bloßen Fingern berühren, denn so könnten die Viren in die Augen gelangen und dort eine schwere Infektion auslösen. Benutzen Sie das Wattestäbchen aus Holz immer nur einmal. Wickeln Sie es nach Gebrauch in Papier und werfen Sie es weg.

Hühneraugen

Vor allem Frauen kaufen Schuhe, die einfach nur gut aussehen sollen. Bequemlichkeit ist da oft Nebensache. Das kann sich rächen, und zwar in Form von Hühneraugen. Schlecht sitzende und den Fuß einengende Schuhe zählen neben Fehlstellungen der Füße zu den häufigsten Ursachen von Hühneraugen. Sind es falsch sitzende Schuhe, treten Hühneraugen meist an den Zehen auf, bevorzugt zwischen dem vierten und fünften Zeh oder auf der Oberseite des zweiten Zehs.

Wer schon einmal ein Hühnerauge hatte, der weiß, wie sehr solch eine kleine Stelle schmerzen kann. Die Schmerzen werden durch den Druck des Schuhs auf das Hühnerauge verursacht. Drückt dieser viele Stunden lang auf dieselbe Stelle, verdickt sich die Oberhaut und bildet eine Hornhaut zum Schutz gegen den andauernden Reiz. Wird auf diese Stelle jedoch weiterhin Druck ausgeübt, verhornt der Bereich immer mehr und schiebt sich wie ein Pfeil in tiefere Hautschichten. Gelangt dieser Dorn schließlich bis tief in die Lederhaut, werden Nervenstränge gereizt, die dann heftige Schmerzsignale aussenden.

Hühneraugen lassen sich durch die mehrmalige Anwendung von sogenannten Hühneraugenpflastern entfernen. Sie kommen aber meist wieder. Außerdem besteht bei diesen Pflastern die Gefahr, dass nicht nur der verhornte Teil der Haut aufgeweicht, sondern auch gesunde Haut angegriffen wird. Mit DMSO lässt sich die Hornhaut aufweichen, ohne dass die gesunde Haut geschädigt wird. Zusätzlich gelangt DMSO bis in die Lederhaut, wo es den Dorn des Hühnerauges »zerstört«. Um zu verhindern, dass Hühneraugen immer wieder auftreten, müssen allerdings eventuell vorhandene knöcherne Ursachen wie Hammerzehe oder Hallux valgus beseitigt werden. Außerdem sollten Sie in Zukunft bequeme Schuhe tragen.

Anwendung: *Tragen Sie mehrmals täglich über einige Tage eine 75-prozentige DMSO-Lösung großzügig auf das Hühnerauge auf. Entfernen Sie die aufgeweichte Hornhaut vorsichtig mit einem Bimsstein.*

Infektionen

Unser Immunsystem sorgt dafür, dass wir nicht schon beim geringsten »Angriff« durch Krankheitserreger (Bakterien, Viren, Pilze oder Parasiten) krank darniederliegen. Denn die Zellen des Immunsystems töten Keime ab, die von außen eingedrungen sind. Doch unter bestimmten Umständen ist unser Immunsystem geschwächt. So können Stress, zu wenig Schlaf, starke seelische und körperliche Belastungen, ungesunde Ernährung, Nikotin, Alkohol und Umweltgifte das Immunsystem in seiner Funktion beeinträchtigen. Wir werden anfälliger für Infekte. Diese reichen von den üblichen Erkältungen mit Schnupfen, Husten und Heiserkeit bis hin zu Grippe, Harnwegsinfekten, Hautproblemen, Wundheilungsstörungen und vielem mehr.

DMSO unterstützt Ihr Immunsystem, erhöht seine Reaktionsfähigkeit und bekämpft die Entzündungsprozesse im Körper. Es hemmt das Wachstum der eingedrungenen Mikroorganismen und tötet sogar verschiedene Krankheitserreger ab. Schließlich sorgt DMSO dafür, dass Sie sich schneller von einer Infektion erholen und Ihr Immunsystem wieder voll funktioniert. Vor allem im Herbst und im Frühjahr, wenn unser Immunsystem stark gefordert wird, sollten Sie es mit DMSO unterstützen.

Anwendung: *Um Ihr Immunsystem zu stärken, nehmen Sie 0,05 Gramm DMSO (ungefähr 1 Tropfen) pro Kilogramm Körpergewicht in 300 Millilitern Wasser, Tee oder Saft als Basistherapie ein. Bei Bedarf können Sie die Dosis etappenweise steigern. Trinken Sie diese Lösung etwa 2 Wochen lang jeden Tag.*

Ischiasbeschwerden

Wird der Ischiasnerv beispielsweise aufgrund eines Bandscheibenvorfalls gereizt, kann dies zu heftigen Schmerzen führen, die bis in den Fuß ausstrahlen. Im schlimmsten Fall kommt es zu Funktionsausfällen der entsprechenden Gliedmaßen. Nicht selten raten die behandelnden Orthopäden hier zu einer Operation. Doch bevor Sie einen Eingriff in Erwägung ziehen, sollten Sie unbedingt einen Versuch mit DMSO unternehmen.

Anwendung 1: *Tragen Sie zwei- bis dreimal täglich eine 80-prozentige DMSO-Lösung auf den Lendenwirbelbereich auf. Führen Sie diese Behandlung ungefähr 5 Tage lang durch.*

Die intramuskuläre Injektion von DMSO, kombiniert mit einem Lokalanästhetikum, beispielsweise Xylocain, in den schmerzenden Bereich, verschafft deutliche Linderung. Allerdings darf dieses Verfahren nur von einem Arzt oder Heilpraktiker durchgeführt werden.

Anwendung 2: *Lassen Sie sich täglich eine intramuskuläre Injektion von 20 bis 30 Millilitern einer 20-prozentigen DMSO-Lösung in Kombination mit einem Lokalanästhetikum in den schmerzenden Bereich verabreichen. Diese Anwendung sollte 3–5 Tage erfolgen und ist mit anderen Behandlungsformen sehr gut kombinierbar.*

Kalkschulter (Frozen Shoulder)

Unsere Schulter besteht nicht wie viele andere Gelenke aus einem einzigen beweglichen Verbindungsstück zwischen zwei Knochen, sondern aus mehreren kleinen Teilgelenken. Gehalten werden diese Teilgelenke nicht von Knochen, sondern von Bändern, Muskeln und anderen Weichteilen. Genau dies macht die Schulter so anfällig für Verletzungen und Verschleiß. So können sich in der Schulter Verkalkungen bilden. Besonders häufig kommen diese Verkalkungen an der sogenannten Rotatorenmanschette vor. Dabei handelt es sich um einen Komplex aus vier Muskeln, die vom Schulterblatt zum Oberarm reichen und den Gelenkkopf in der Gelenkpfanne des Schulterblatts zentrieren. Warum sich solche Verkalkungen bilden, ist nicht genau bekannt. Sicher ist nur, dass sie durch äußere Ursachen wie Unfälle, Verletzungen und Überlastungen begünstigt werden. Aber auch der ganz normale Alterungsprozess spielt eine Rolle.

Eine Kalkschulter bleibt zwar lange Zeit unbemerkt, doch ab einem gewissen Grad macht sie sich durch heftige Schmerzen, auch beim Schlafen, und massive Bewegungseinschränkungen bemerkbar. Haare waschen oder föhnen, einen Pullover an- oder ausziehen, Wäsche aufhängen – all diese Bewegungen sind, wenn überhaupt, nur noch unter extremen Schmerzen möglich. Viele Orthopäden raten bei einer Kalkschulter zu einer Operation. Ich empfehle Ihnen, eine Kalkschulter mit DMSO zu behandeln.

Anwendung: *Tragen Sie zwei- bis dreimal täglich eine 50-prozentige DMSO-Lösung auf die betroffenen Schulter auf. Die Anwendungsdauer liegt bei ungefähr 30 Tagen, abhängig davon, wie weit die Erkrankung fortgeschritten ist.*

Kopfschmerzen

Viele Menschen leiden unter Kopfschmerzen – aufgrund von Überarbeitung, Übermüdung oder einer Erkältung. Auch hier hilft DMSO.

Anwendung: *Streichen Sie sich etwas 25-prozentiges DMSO über die Stirn. Sie werden sehen, die Kopfschmerzen sind bald verschwunden.*

Achtung!

Sollten Sie häufiger unter extremen Kopfschmerzen leiden, suchen Sie unbedingt einen Arzt auf, um schwerwiegendere Ursachen auszuschließen.

Krampfadern

Bei Krampfadern handelt es sich um dauerhaft erweiterte Venen, die meist dicht unter der Hautoberfläche liegen. Sie kommen vor allem an den Beinen und hauptsächlich bei Frauen vor. Krampfadern und schon ihre Vorstufe, die sogenannten Besenreiser, werden von vielen Betroffenen vor allem als kosmetisch störend empfunden. Aber sie können gelegentlich auch Schmerzen verursachen, und damit sind Krampfadern ein medizinisches Problem: Die Beine spannen, sind schwer und schwellen im Laufe des Tages an. Im Bereich der Krampfadern können bleibende Hautveränderungen und teilweise hartnäckige Geschwüre auftreten. Abends und bei warmen Temperaturen verstärken sich die Beschwerden, gehen aber zurück, wenn die Beine

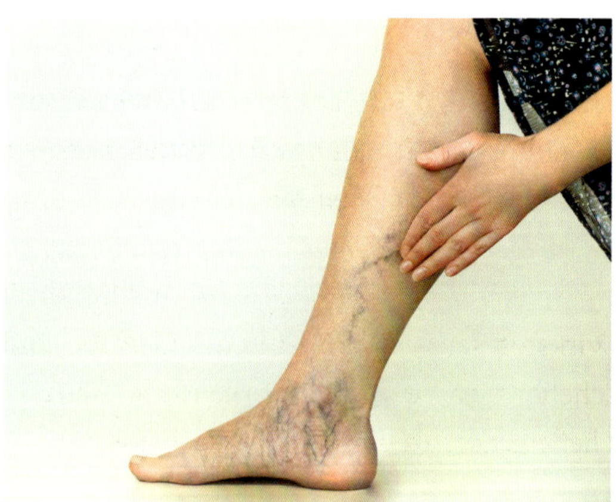

Krampfadern sehen nicht nur unschön aus, sie sind auch ein Gesundheitsrisiko

hochgelagert und gekühlt werden. Eine mögliche Komplikation von Krampfadern ist die Entzündung der betroffenen Vene. An dieser Stelle kann dann ein Blutgerinnsel das Gefäß verstopfen.

Viele Menschen haben eine vererbte Veranlagung für Bindegewebs- und Venenschwäche. Bei ihnen treten Krampfadern relativ häufig auf. Übergewicht, stehende berufliche Tätigkeit und Bewegungsmangel begünstigen die Entwicklung von Krampfadern ebenso wie eine Schwangerschaft.

Aufgrund seiner entzündungshemmenden und durchblutungsfördernden Eigenschaften lindert DMSO die Beschwerden bei Krampfadern. Es verbessert den Zustand der Venen.

Anwendung 1: *Tränken Sie eine Mullbinde mit einer 75-prozentigen DMSO-Lösung und wickeln diese dann um das betroffene Bein. Fixieren Sie die Mullbinde mit einer elastischen Binde. Lassen Sie die Mullbinde am Bein trocknen. Sie können auch den Bereich des Beins, an dem die Krampfadern sichtbar sind, mit einer 75-prozentigen wässrigen DMSO-Lösung bestreichen. Verwenden Sie hierzu am besten einen Naturhaarpinsel.*

In Verbindung mit Heparin sorgt DMSO dafür, dass auch dieser Wirkstoff schnell und tief in das Gewebe eindringt, am Ort des Geschehens das eventuell vorhandene Blutgerinnsel auflöst und die Fließeigenschaften des Blutes verbessert.

Achtung!

Bei sehr starken oder ungewöhnlichen Schmerzen oder Schwellungen im Bein müssen Sie unbedingt sofort einen Arzt aufsuchen oder – noch besser – den ärztlichen Notdienst rufen. Letzteres gilt vor allem dann, wenn plötzlich Atemnot und Brustschmerzen auftreten. Es könnte sein, dass ein Blutgerinnsel in die tiefe Venenstrombahn gelangt ist und dort zu einem Verschluss geführt hat. Es liegt dann eine tiefe Venenthrombose vor, die mit einem erhöhten Risiko für eine Lungenembolie verbunden ist – und das kann lebensgefährlich werden!

Anwendung 2: *Kombinieren Sie DMSO mit einer Heparinsalbe. Vermischen Sie 3 Tropfen reines DMSO mit ungefähr 4 Zentimetern Salbe. Geben Sie die Salbe mehrmals täglich auf das betroffene Bein.*

Krebs

In Zukunft könnte DMSO durchaus einen alternativen Ansatz in der Krebstherapie darstellen. Es gibt Substanzen, die einen wichtigen Bestandteil der Zellen, die sogenannten Mitochondrien, positiv beeinflussen. Dazu gehören beispielsweise Dichloressigsäure (DCA) oder rechtsdrehende Milchsäure. Durch die Kombination mit DMSO darf man hier große Erfolge in der Behandlung von Patienten mit bösartigen Tumoren erwarten. Da eine solche Behandlung aber unbedingt von einem Arzt durchgeführt werden sollte, nehme ich an dieser Stelle von einer ausführlichen Beschreibung Abstand.

Muskelschmerzen

Im Sport kommt es immer wieder zu leichten Muskelzerrungen. Mit DMSO regenerieren sich die geschädigten Muskeln deutlich schneller als beispielsweise mit einer herkömmlichen Salbe. Dadurch können Sie wieder schneller in Ihr Training einsteigen.

Anwendung: *Tragen Sie zwei- bis dreimal täglich eine 75-prozentige (Unterkörper) beziehungsweise eine 50-prozentige DMSO-Lösung (Oberkörper) auf den betroffenen Bereich auf. In den meisten Fällen reichen schon 1–2 Tage aus, und die Schmerzen sind verschwunden.*

Nagelpilz

Wie schnell hat man sich einen Nagelpilz »eingefangen«. Vor allem im Schwimmbad oder in Gemeinschaftsduschen ist das Risiko sehr groß. Die Behandlung von Nagelpilzinfektionen ist sehr langwierig und manchmal sogar ohne jeglichen Erfolg. Der Pilz sitzt zwischen Nagelbett und Nagel. Die bei der Behandlung eines Nagelpilzes eingesetzten pilzhemmenden Wirkstoffe müssen also in ausreichender Konzentration genau dorthin gelangen. Doch dies ist bei lokaler Anwendung häufig nicht möglich. Die Einnahme von Wirkstoffen, die gegen Pilze eingesetzt werden, muss oft über einen sehr langen Zeitraum erfolgen und ist außerdem mit Nebenwirkungen verbunden, die nicht zu unterschätzen sind. Hinzu kommt, dass das Pilzwachstum zwar unterdrückt wird, solange die Substanzen eingenommen werden, setzt man die Therapie jedoch ab, breitet sich der Nagelpilz bereits nach kurzer Zeit wieder aus. Das Pilzwachstum kann dann nur noch geringfügig unterbrochen werden.

Eine Kombination eines lokalen Antimykotikums, also einer Substanz, die das Pilzwachstum hemmt, mit DMSO schafft hier Abhilfe. DMSO sorgt dafür, dass das Antimykotikum in ausreichend hoher Konzentration an den Ort des Geschehens, also zwischen Nagelbett und Nagel, gelangt. Außerdem inaktiviert DMSO die Pilzsporen und verhindert, dass Pilze in die Zellen eindringen. Schließlich greift DMSO die Zellwand des Nagelpilzes an und sorgt so für seine Zerstörung.

Anwendung: *Tragen Sie vor dem Antimykotikum zweimal täglich eine 75-prozentige DMSO-Lösung großzügig auf den betroffenen Nagel und das Nagelbett auf. Danach geben Sie das Antimykotikum auf den Nagel. Die Dauer der Behandlung hängt vom Ausmaß des Pilzbefalls ab.*

Narben

Bei der Narbenbildung spielt Kollagen, das im menschlichen Körper am häufigsten vorkommende Eiweiß, eine wichtige Rolle. Es ist ein essenzieller Bestandteil von Knochen, Sehnen, Knorpeln, Bändern und der Haut. Hier bildet es das Gerüst und sorgt so für Stabilität. Kollagen wird laufend umgebaut, wobei Auf- und Abbau im Gleichgewicht stehen. Wird zu viel Kollagen an der falschen Stelle aufgebaut, kommt das Enzym Kollagenase ins Spiel, das das Kollagen wieder abbaut. Ein Beispiel für überschießenden Kollagenaufbau sind Narbenwulste, also schlecht und unschön verheilte Narben. DMSO fördert die Aktivität der Kollagenase und damit den Abbau von Kollagen. So verheilen Narben mit DMSO besser und vor allem schöner. Dies gilt übrigens auch für alte Narben.

Anwendung: *Benetzen Sie den Narbenbereich großzügig mit einer 60-prozentigen DMSO-Lösung (6 Teile DMSO, 4 Teile Wasser). Lassen Sie die Lösung ungefähr 30 Minuten einwirken. Dann können Sie wieder Kleidung über der Narbe tragen. Wiederholen Sie die Anwendung zweimal täglich für ungefähr 10 Tage, eventuell auch länger.*

Eincremen nicht vergessen!

Damit Ihre Haut nach der Anwendung von DMSO nicht austrocknet, sollten Sie sie nach der Einwirkzeit von DMSO gründlich eincremen.

Nasennebenhöhlenentzündung

Eine Entzündung der Nasennebenhöhlen ist nicht nur lästig, sondern meist mit erheblichen (Kopf-)Schmerzen verbunden. Damit Sie diese Beschwerden schnell wieder loswerden, sollten Sie DMSO einsetzen.

Anwendung: *Stellen Sie eine 15-prozentige DMSO-Lösung her (15 Milliliter DMSO + 85 Milliliter destilliertes Wasser). Geben Sie mehrmals täglich einen Tropfen der Lösung mit einer Glaspipette in jedes Nasenloch. Die Entzündung und damit auch die Schmerzen werden schnell verschwinden.*

Nesselsucht, Nesselfieber

Nässende Blasen, Hautrötungen und Schwellungen kennzeichnen die Nesselsucht (Urtikaria). Die Betroffenen klagen über einen starken Juckreiz, der ihre Lebensqualität erheblich beeinträchtigt. Die Nesselsucht kann akut als Folge einer Allergie, aber auch immer wieder ohne ersichtlichen Grund auftreten. Die Schulmedizin geht gegen die Nesselsucht mit Cortison und sogenannten Antihistaminika vor. Jedoch treten bei diesen Substanzen zum Teil erhebliche Nebenwirkungen auf. Sollten Sie zu den Betroffenen gehören, dann probieren Sie DMSO. Die Substanz stabilisiert die Zellen und wirkt regenerierend.

Anwendung: *Stellen Sie eine 30-prozentige DMSO-Lösung mit Eigenurin oder abgekühltem Stiefmütterchentee her. Sollte Ihre Haut jedoch stark geschädigt sein, dann verwenden Sie nur eine 15-prozentige Lösung mit Eigenurin oder abgekühltem Stiefmütterchentee. Betupfen Sie die betroffenen Hautbereiche täglich wiederholt mit der Lösung. Zusätzlich können Sie eine Tasse Stiefmütterchentee mit DMSO auch mehrmals täglich trinken.*

Stiefmütterchenkraut gegen Hauterkrankungen

Das Stiefmütterchenkraut besteht aus den getrockneten, oberirdischen Teilen der Heilpflanze, die während der Blütezeit geerntet wird. Es wirkt gegen oberflächliche Hautentzündungen mit Schuppenbildung sowie gegen Ekzeme und Akne. Auch Milchschorf heilt durch das Kraut rasch ab.

Für einen Tee überbrühen Sie einen Teelöffel (1,5 Gramm) des Krauts mit einer Tasse (150 Milliliter) heißem Wasser. Lassen Sie den Tee 5 Minuten ziehen, dann abseihen.

Neurodermitis

Die Neurodermitis, auch als atopische Dermatitis oder atopisches Ekzem bezeichnet, ist eine chronisch entzündliche und teilweise mit heftigem Juckreiz einhergehende Hauterkrankung. Die Haut ist oft trocken, schuppig und gerötet. Meist beginnt die Erkrankung schon im Kindesalter. Betroffen bei Erwachsenen sind vor allem die Beugeseiten der Arme und Beine, der Nacken und die Hände. Bei Neurodermitispatienten kann die Haut ihre Schutzfunktion nicht mehr in ausreichendem Maße erfüllen. So kann der Kontakt mit Keimen sowie chemischen und physikalischen Reizen leicht Entzündungen auslösen. Die Erkrankung verläuft typischerweise in Schüben, die sich mit beschwerdefreien oder -armen Phasen abwechseln. Eine Heilung ist bis heute nicht möglich.

DMSO nimmt der Neurodermitis sehr schnell den Juckreiz und unterstützt den Heilungsprozess der Haut.

Anwendung: *Bestreichen Sie die Beine mit einer 75-prozentigen und die Arme mit einer 50-prozentigen DMSO-Lösung. Für den Nacken verwenden Sie eine 25-prozentige DMSO-Lösung.*

Ohrenschmerzen

Ohrenschmerzen treten häufig im Rahmen einer Mittelohrentzündung auf, die viele Kinder ein- oder mehrmals durchmachen. Ursache für eine Mittelohrentzündung im Kindesalter ist der kurze und waagrecht angelegte Verbindungsgang zwischen dem Nasen-Rachen-Raum und dem Mittelohr. Durch ihn können bei einer Erkältung Krankheitserreger rasch auf das Mittelohr übergreifen. Auch hier ist DMSO das Mittel der Wahl, wobei es übrigens nicht nur bei Kindern, sondern auch bei Erwachsenen hilft.

Anwendung: *Stellen Sie eine 15-prozentige DMSO-Lösung her (15 Milliliter DMSO + 85 Milliliter destilliertes Wasser). Geben Sie in Seitenlage 1–2 Tropfen in das kranke Ohr. Aufgrund der durchblutungsfördernden Wirkung von DMSO kann sich im ohnehin schon malträtierten Ohrinneren ein heftiger Juckreiz entwickeln. Sie dürfen jedoch keinesfalls kratzen beziehungsweise sollten den kleinen Patienten energisch vom Kratzen abhalten. Dann werden die Ohrenschmerzen schnell Geschichte sein.*

Phantomschmerzen

siehe Schmerzen

Prellungen

siehe Verstauchungen

Rückenschmerzen

»Ich habe Rücken!« Diesen Satz hört man heute nahezu überall. Rückenschmerzen sind in Deutschland mittlerweile zur Volkskrankheit geworden. Viele Menschen leiden unter unspezifischen Rückenschmerzen, ausgelöst durch verspannte, verkürzte und überdehnte Muskeln. Auch seelische Belastungen können zu Rückenschmerzen führen, die sich nicht zuordnen lassen.

Von spezifischen Rückenschmerzen spricht man dagegen, wenn tatsächlich eine organische Ursache vorliegt. Das trifft jedoch nur auf ungefähr 10 Prozent der Patienten mit Rückenschmerzen zu. Zu den Hauptursachen solcher spezifischer Rückenbeschwerden gehören beispielsweise eine Arthrose der Wirbelgelenke, ein Bandscheibenvorfall, Osteoporose, Wirbelgleiten oder eine Verengung des Wirbelkanals. Meist ist der Lendenwirbelbereich betroffen. Viele Orthopäden raten bei Rückenbeschwerden rasch zu einer Operation. Doch bevor Sie sich einem Eingriff unterziehen, der übrigens bei Weitem nicht immer mit einer Heilung verbunden ist, sollten Sie einen Versuch mit DMSO unternehmen.

Anwendung: *Stellen Sie eine 60-prozentige (Lendenwirbelbereich) beziehungsweise 30-prozentige (Nackenbereich) DMSO-Lösung mit 2-prozentigem Procain her (siehe Seite 28). Reiben Sie den schmerzenden Bereich einige Tage lang dreimal täglich mit der Lösung ein.*

Vor allem bei spezifischen Rückenproblemen, beispielsweise bei einem Bandscheibenvorfall oder einer Wirbelkanalverengung, hilft auch eine

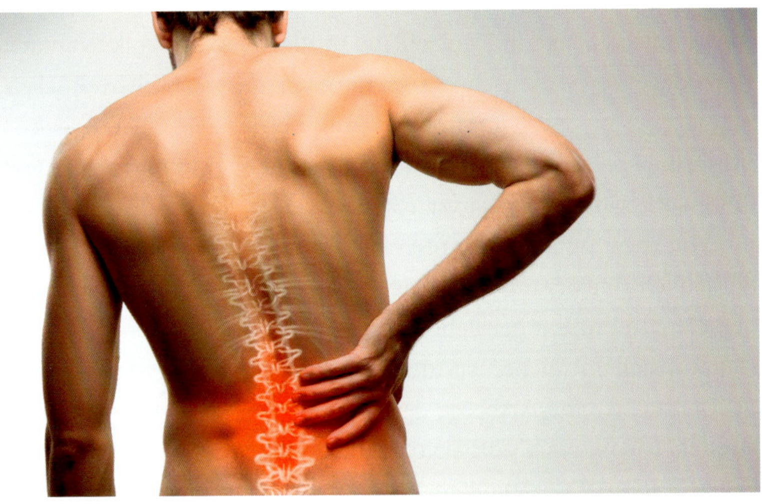

Gezielte Injektionen von DMSO helfen bei Rückenschmerzen

Injektions- oder Infusionsbehandlung mit DMSO. Diese darf aber nur von einem Arzt oder Heilpraktiker durchgeführt werden.

Schleimbeutelentzündung (Bursitis)

Schleimbeutel liegen meist in der Nähe von Gelenken, zum Beispiel am Ellbogen-, Knie-, Hüft-, Hand-, Sprung- oder Schultergelenk. Eine Entzündung der Schleimbeutel entsteht häufig durch Überbelastung, in seltenen Fällen auch durch Infektionen oder Verletzungen. Eine Bursitis äußert sich durch Schmerzen, Rötung und Schwellung des betroffenen Bereichs. In der Regel helfen Ruhigstellung und Kühlung sowie entzündungshemmende Schmerzmittel wie Ibuprofen oder Diclofenac.

Anwendung 1: *Reiben Sie den betroffenen Bereich zweimal täglich mit 10 Tropfen einer 50-prozentigen (Hals, Arme, Rumpf) oder 75-prozentigen (Beine, Füße) DMSO-Lösung ein. Der Schmerz wird innerhalb von 20 Minuten entweder vollständig oder annähernd vollständig verschwunden sein. Auch die Schwellung geht deutlich zurück.*

Anwendung 2: *Versetzen Sie eine Ibuprofen- beziehungsweise Diclofenac-haltige Salbe mit 5 Tropfen DMSO. Dann tragen Sie das Gemisch zweimal täglich auf den betroffenen Bereich auf. Schmerzen und Schwellung werden deutlich gelindert oder verschwinden sogar ganz. Die Beweglichkeit verbessert sich erheblich.*

Schmerzen

Wer kennt sie nicht, immer wieder auftretende Kopf-, Gelenk- oder Ohrenschmerzen – eben Schmerzen aller Art? Und was wird uns in der Werbung der Pharmaindustrie immer wieder versprochen? Gegen jeden Schmerz gibt es eine Tablette, sei es Ibuprofen, Diclofenac oder Ähnliches. Aber jede Tablette hat eben auch Nebenwirkungen.

Unzählige Patientenberichte zeigen, dass DMSO Schmerzen effektiv lindert, ja sogar ganz vertreibt, und zwar akute genauso wie chronische Schmerzen. Selbst Phantomschmerzen verschwinden durch DMSO. Die Substanz blockiert die Weiterleitung des Reizes ans Gehirn und die oft quälenden Schmerzen verschwinden. Ein großer Vorteil von DMSO im Vergleich zu anderen Therapieverfahren ist, dass seine schmerzlindernde Wirkung vor allem bei akuten Schmerzen schon sehr kurz nach der Anwendung eintritt und bis zu 6 Stunden anhält.

Anwendung: *Für jede Art von Schmerzen gibt es die passende DMSO-Behandlung. Sie können eine DMSO-Lösung auf den schmerzenden*

Achtung!

Schmerzen sind immer ein Warnsignal des Körpers. Sollten Schmerzen in Abständen immer wieder auftreten oder gar über längere Zeit bestehen bleiben, sollten Sie unbedingt einen Arzt aufsuchen. Nur er kann deren Ursache herausfinden.

Bereich auftragen (siehe Arthrose, Arthritis oder Kopfschmerzen), eine DMSO-Lösung mit der Pipette in Ohr oder Nase tropfen (Ohrenschmerzen) oder auch eine DMSO-Lösung trinken. Darüber hinaus können Sie DMSO mit herkömmlichen Schmerzmitteln kombinieren.

Schnupfen (auch allergische Rhinitis)

Von Mitte Februar bis in den Sommer hinein leiden heutzutage immer mehr Menschen unter einer Pollenallergie, beispielsweise auf Birken, Gräser oder Getreide. Eine solche Pollenallergie äußert sich unter anderem durch eine laufende Nase. Auch hier zeigt DMSO eine fantastische Wirkung.

Anwendung: *Stellen Sie eine 15-prozentige DMSO-Lösung entweder mit Wasser oder Magnesiumchlorid her. Geben Sie 2–3 Tropfen in jedes Nasenloch. Schon nach wenigen Minuten läuft Ihre Nase nicht mehr und ist auch nicht mehr verstopft.*

Schuppenflechte (Psoriasis)

Eine Schuppenflechte erkennt man an scharf begrenzten, geröteten, schuppigen und erhabenen Hautarealen. Zwar besteht eine familiäre Disposition, aber die Erkrankung kann durch Rauchen, Übergewicht, Alkoholkonsum und verschiedene Stoffwechselstörungen begünstigt werden. Eine erfolgreiche Behandlung gibt es bis heute nicht.

Für die Anwendung von DMSO bei Schuppenflechte liegen viele Erfahrungsberichte vor. So berichten viele Betroffene, DMSO habe ihnen geholfen, die Schulmedizin habe dagegen völlig versagt. Erste Veränderungen zeigen sich meist schon nach einem Tag. Die Hautläsionen sind dann nach ungefähr 2 Wochen abgeheilt.

Anwendung 1: ***Geben Sie dreimal täglich eine DMSO-Lösung auf die betroffenen Stellen. Die Konzentration der Lösung liegt in Abhängigkeit des Körperbereichs (Kopf, Arme oder Beine) der Psoriasis zwischen 50 und 75 Prozent. Sehr gute Ergebnisse erzielen Sie hier, wenn Sie das DMSO in Eigenurin lösen.***

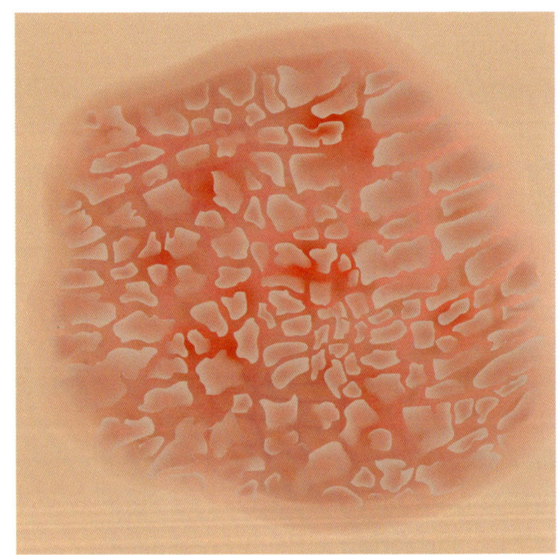

Schuppenflechte oder Psoriasis ist eine schwere nichtinfektiöse Krankheit

Auch im Gesicht können Sie die Schuppenflechte effektiv mit DMSO bekämpfen.

Anwendung 2: *Bestreichen Sie dreimal täglich die betroffenen Partien mit einer 25-prozentigen DMSO-Lösung.*

Mein Tipp: *Probieren Sie auch einmal die Kombination aus DMSO und Aloe vera aus. Wie Sie die Kombination herstellen, steht auf Seite 121. Das Gel eignet sich besonders auch für die Anwendung auf der empfindlichen Gesichtshaut.*

Schwellungen

Zusammen mit Zerrungen, Stauchungen, Prellungen und anderen Verletzungen, aber auch nach Insektenstichen oder operativen Eingriffen wie einer Zahnextraktion treten Schwellungen (Ödeme) auf. Dabei handelt es sich um Wasseransammlungen in Gefäßen. Auch hier zeigt DMSO seine Effektivität, denn es sorgt dafür, dass das Wasser rasch abtransportiert wird. Sie können praktisch zusehen, wie die Schwellung verschwindet.

Anwendung 1: *Bestreichen Sie den entsprechenden Körperbereich mindestens zweimal täglich mit einer 50- (Oberkörper, Arme) bis 75-prozentigen (Unterkörper, Beine) DMSO-Lösung. Setzen Sie die Behandlung so lange fort, bis das Ödem verschwunden ist. Das ist meist nach 2 Tagen der Fall.*

Sie können auch eine Salbengrundlage (erhältlich in der Apotheke oder über das Internet) mit DMSO vermischen.

Anwendung 2: *Vermischen Sie die benötigte Menge der Salbengrundlage mit 2–4 Tropfen (abhängig von der Menge der Salbengrundlage) reinem DMSO. Tragen Sie die Salbe zweimal täglich auf. Die Schwellung wird rasch verschwinden.*

Mein Tipp: *Geben Sie einige Tropfen Ihres ätherischen Lieblingsöls in die Salbe. Dies vertreibt den unangenehmen Geruch von DMSO.*

Sonnenbrand

Fast jeder hatte in seinem Leben mindestens einmal einen Sonnenbrand. Vor allem am See oder beim Skifahren wird die Sonneneinstrahlung durch das Wasser beziehungsweise den Schnee noch verstärkt. Im Grunde genommen handelt es sich beim Sonnenbrand um Verbrennungen der Haut, und die können extrem schmerzhaft sein. DMSO lindert die Beschwerden, meist verschwinden diese sogar innerhalb von 1–2 Tagen.

Anwendung 1: *Sprühen Sie den betroffenen Bereich des Körpers zwei- bis dreimal täglich mit einer DMSO-Lösung ein. Für den Oberkörper verwenden Sie eine 60-prozentige Lösung, für den Bereich unterhalb der Gürtellinie eine 75-prozentige DMSO-Lösung. Aufs Gesicht geben Sie eine 25-prozentige DMSO-Lösung.*

***Anwendung 2:** Bei einem starken Sonnenbrand können Sie DMSO mit einem Panthenol-haltigen Gel kombinieren und so gegen den Sonnenbrand vorgehen. Auch eine Kombination aus DMSO und dem Gel der Aloe vera eignet sich zur Behandlung von Sonnenbrand. Wie Sie das Gel mischen, finden Sie auf Seite 121.*

Mit DMSO einem Sonnenbrand vorbeugen

DMSO schützt die Haut. Besprühen Sie Ihre Haut großzügig mit einer 50-prozentigen DMSO-Lösung. Warten Sie nun mindestens 30 Minuten, bevor Ihre Haut wieder mit Kleidung in Kontakt kommt. Normalerweise genügt eine einmalige Anwendung pro Tag. Bei extremer Sonneneinstrahlung, beispielsweise beim Skifahren, sollten Sie die DMSO-Lösung bis zu dreimal täglich aufsprühen.

Sportverletzungen

Sportverletzungen sind eine der wichtigsten Domänen für die Anwendung von DMSO. Viele professionelle Sportler, aber auch viele Sportärzte schwören auf DMSO, denn es hilft bei Quetschungen, Verstauchungen und Prellungen (siehe auch Seite 112). Im Vergleich zu einer konventionellen Behandlung verlieren die Sportler durch ihre Verletzungen bei der Anwendung von DMSO nur ein Drittel der Zeit. Entscheidend für den Erfolg von DMSO ist, dass die Lösung nach dem Trauma so schnell wie möglich aufgetragen wird. So gehen

Schwellungen rasch zurück, Schmerzen werden ebenso schnell gelindert. Trotzdem sollte sich der Sportler etwas Ruhe gönnen und das betroffene Körperteil nicht zu schnell wieder belasten.

Anwendung: *Tragen Sie zwei- bis dreimal eine DMSO-Lösung zwischen 50 und 80 Prozent auf den betroffenen Körperbereich auf. Setzen Sie diese Behandlung über 3–5 Tage fort, je nach Schwere der Sportverletzung.*

Tennisarm (Sehnenentzündung)

Beim Tennisarm handelt es sich um die Überreizung einer Sehne im Ellenbogengelenk, die am Ansatz der Muskeln sitzt, die der Bewegung der Hand dienen. Natürlich sind nicht nur Tennisspieler von einer solchen Sehnenentzündung betroffen, sie kann auch bei Golfspielern oder bei übermäßigem Gebrauch der Computermaus, ja sogar bei Klavierspielern auftreten. Normalerweise heilt eine Sehnenentzündung durch Ruhigstellung des betroffenen Arms. Doch mit DMSO geht es viel schneller.

Anwendung: *Tragen Sie zweimal täglich eine 70-prozentige DMSO-Lösung direkt auf den schmerzenden Bereich auf, und zwar so lange, bis die Beschwerden nachlassen.*

Trigeminusneuralgie

Der Trigeminusnerv (lat. Drilling) versorgt mit seinen drei Hauptästen wichtige Gesichtsabschnitte mit der Fähigkeit zu fühlen. Zu diesen Bereichen gehören die Stirn, die angrenzende Kopfregion, die Augen, die Nase sowie die Bereiche um Oberkiefer, Unterkiefer und Kinn. Zusätzlich sind die drei Hauptäste des Trigeminusnervs für die Aktivität der Kau- und Schläfenmuskulatur verantwortlich.

Der Trigeminusnerv kann über seinen gesamten Verlauf irritiert sein. Ursache hierfür ist möglicherweise eine Infektion mit dem Herpesvirus, aber in den meisten Fällen ist kein Grund für die Reizung ersichtlich.

Die betroffenen Patienten berichten von höllischen Schmerzen, die wie elektrische Schläge in die entsprechende Gesichtshälfte einschießen. Zwar dauern diese Attacken nur kurze Zeit, doch sie wiederholen sich in kurzen Abständen bis zu hundertmal am Tag. Nach einem solchen Tag, den viele Betroffene als den schlimmsten ihres Lebens bezeichnen, folgen meist längere schmerzfreie Phasen. Bei einigen Patienten bleibt jedoch nach den Attacken ein dumpfer Dauerschmerz bestehen.

Zwar hilft DMSO nicht allen Patienten mit einer Trigeminusneuralgie, doch sollten Sie auf alle Fälle einen Versuch mit DMSO wagen. Bei vielen Betroffenen gehen die Schmerzen innerhalb von 3–4 Tagen zurück oder verschwinden sogar ganz.

Anwendung: *Beginnen Sie die Therapie mit einer 25-prozentigen DMSO-Lösung, die Sie dreimal täglich auf die betroffene Gesichtshälfte auftragen. Wenn Sie diese Lösung gut vertragen, steigern Sie die Konzentration schrittweise auf 50 Prozent. Insgesamt sollten Sie DMSO mindestens 4 Tage lang anwenden.*

Verstauchung

Zu den häufigsten Verletzungen gehören Verstauchungen. Auch hier hilft DMSO. Seine Wirkung setzt schnell ein, weshalb nur eine kurze Behandlungszeit notwendig ist. Dies zeigen auch die vielen Erfahrungsberichte zu DMSO gegen Verstauchungen.

Anwendung 1: *Reiben Sie den entsprechenden Bereich 2 Tage lang ein- bis zweimal täglich mit DMSO-Lösung ein. Bei Verstauchungen von Füßen, Knie oder Hüfte verwenden Sie eine 70-prozentige, bei Verstauchungen der Arme und Hände eine 50-prozentige DMSO-Lösung.*

Anwendung 2: *Stellen Sie eine DMSO-haltige Salbe her. Dazu vermischen Sie eine Grundsalbe (»Anionische hydrophile Creme« lt. DAB [Deutsches Arzneibuch] 2015, früher »Wasserhaltige hydrophile Salbe«) mit einem Wasseranteil von 65 Prozent mit einer 65-prozentigen DMSO-Lösung. Geben Sie die Salbe zwei- bis dreimal täglich auf den betroffenen Bereich, und zwar für ungefähr 3 Tage.*

Bei Sportverletzungen hilft Arnika. Als Salbe oder Tinktur auf die betroffene Stelle aufgetragen, beschleunigt Arnika den Heilungsprozess und lindert Schmerzen. Noch stärker wirkt Arnika, wenn Sie es mit DMSO kombinieren. Denn DMSO schleust die Wirkstoffe der Arnika gut durch die Haut an den Ort des Geschehens.

Anwendung 3: *Tragen Sie zuerst eine 50- bis 70-prozentige DMSO-Lösung auf den betroffenen Bereich auf. Darauf geben Sie dann die Arnika-haltige Salbe oder Tinktur.*

Mein Tipp: *Tränken Sie eine Mullbinde mit der 50- bis 70-prozentigen DMSO-Lösung. Wickeln Sie die Binde um den verletzten Körperteil. Fixieren Sie die Mullbinde mit einer weiteren Mullbinde und anschließend mit einer elastischen Binde. Das DMSO gelangt so über die Haut kontinuierlich an den Ort des Geschehens.*

Warzen

Bei Warzen handelt es sich um gutartige Hautwucherungen, meist ausgelöst durch eine Infektion mit humanen Papillomaviren. Sie treten bevorzugt an den Fingern, den Fußsohlen, im Gesicht, unter den Nagelplatten und auch im Genitalbereich auf. Am häufigsten kommt die gewöhnliche Warze vor. Diese Warzen sind so groß wie ein Stecknadelkopf, können aber die Größe einer Erbse erreichen.

Anwendung: *Geben Sie wenig reines DMSO in ein Porzellan- oder Glasschälchen und tunken Sie ein hölzernes Wattestäbchen in die Lösung.*

Warzen sind hartnäckig. Ein Problem ist die oft sehr langwierige Behandlung.

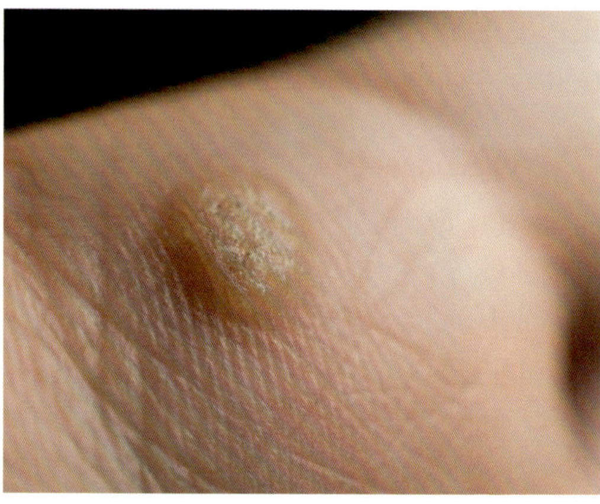

Dann betupfen Sie die Warze mit der Reinsubstanz. Die Behandlung von Genitalwarzen gehört aber unbedingt in die Hand eines Arztes.

Wunden

siehe auch Brandwunden

Wie schnell hat man sich im Alltag einmal geschnitten oder sich eine andere Wunde zugefügt. Solche Wunden sind nicht bedrohlich, brauchen aber normalerweise ihre Zeit, bis sie abgeheilt sind. Mit DMSO können Sie den Heilungsprozess beschleunigen. Aber DMSO unterstützt nicht nur die Heilung akuter, sondern auch mehrjähriger Wunden, wie beim diabetischen Fußsyndrom oder chronischen Krampfadergeschwür.

Anwendung 1: *Desinfizieren Sie die Wunde mit einer Wasserstoffperoxidlösung (siehe Brandwunden). Dann besprühen Sie die Wunde mit einer 50- (Oberkörper) bis 75-prozentigen DMSO-Lösung (Unterkörper). Für das Gesicht verwenden Sie eine 25-prozentige DMSO-Lösung. Besprühen ist bei Wunden vorteilhaft, denn so vermeidet man, dass die Wunde in Kontakt mit den Fingern kommt. Außerdem kann sich die DMSO-Lösung beim Sprühen besser verteilen.*

Mein Tipp: *Wenn Sie keine Wasserstoffperoxidlösung in Ihrer Hausapotheke haben, können Sie Wunden auch mit einer physiologischen Kochsalzlösung (0,9 Prozent) desinfizieren. Lösen Sie dazu 4 Gramm Kochsalz (entspricht ungefähr einem gestrichenen Teelöffel) vollständig in 500 Millilitern abgekochtem Wasser. Lagern Sie die Lösung kühl und verschlossen. So ist die Lösung etwa 3 Tage haltbar.*

Anwendung 2: *Geben Sie einige Tropfen einer 50-prozentigen DMSO-Lösung in eine herkömmliche Wundsalbe. Tupfen Sie die Mischung mehrmals täglich auf die Wunde auf. Schon nach wenigen Tagen dürfte die Wunde verheilt sein.*

Zahnfleischprobleme

Viele Menschen haben Probleme mit ihrem Zahnfleisch. Erste Anzeichen wie gelegentliches Zahnfleischbluten beim Zähneputzen werden leicht übersehen oder einfach nicht ernst genommen. Zahnfleisch-

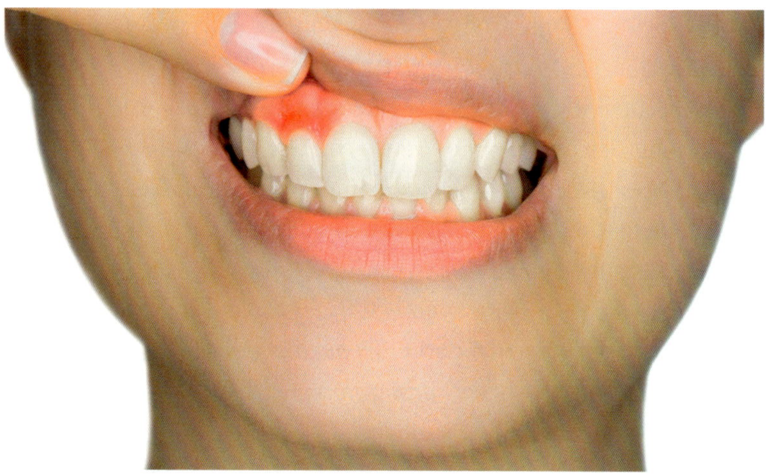

Eine Zahnfleischentzündung beginnt eigentlich ganz harmlos mit Zahnfleischbluten. Ohne Therapie kann Sie in der Folge allerdings bis zu einem Verlust des Zahnes führen.

entzündungen können aber letztlich sogar zum Verlust der Zähne führen. Natürlich muss ein Zahnarzt solchen Zahnfleischentzündungen auf den Grund gehen, aber auch Sie selbst können etwas tun, nämlich mit DMSO.

Anwendung: *Stellen Sie eine 5- bis 15-prozentige DMSO-Lösung her. Nehmen Sie einen Schluck der Lösung und bewegen Sie die Lösung im Mund 3–4 Minuten lang hin und her. Machen Sie diese Mundspülungen dreimal pro Tag, bis die Zahnfleischprobleme verschwunden sind.*

Zerrungen

Eine unbedachte Bewegung oder eine besondere Beanspruchung von Muskeln und Gelenkbändern beim Sport und schon ist es passiert. Oft genügt es ja schon, mit dem Fuß umzuknicken. Die Muskeln oder Bänder wurden überdehnt und schmerzen höllisch. Der Arzt muss dann feststellen, ob es sich um einen Bänderriss handelt, der eine medizinische Behandlung erfordert.

Die Heilung einer normalen Zerrung kann mit DMSO unterstützt werden.

Für die Anwendungen dazu siehe Verstauchungen.

Anwendungsdauer und Dosierungen

Wenn Sie nach 1–2 Tagen keinen oder nur einen geringen Effekt von DMSO verspüren, dann erhöhen Sie die tägliche Dosis für die innere Anwendung von 3 auf 6 Milliliter pro 300 Milliliter Wasser, Tee oder Saft. In diesen Schritten können Sie die Dosis problemlos auf 20 Milliliter DMSO pro Tag steigern. In Studien wurde meist eine Dosis von 0,1 Gramm DMSO pro Kilogramm Körpergewicht und Tag eingesetzt. Dies entspricht bei einem Gewicht von 70 Kilogramm also 7 Gramm DMSO. Wenn es nötig sein sollte, können Sie bis zu 70 Gramm pro Tag zu sich nehmen. Wenn Sie höhere DMSO-Mengen einnehmen, sollten Sie aber höchstens 6 Milliliter DMSO in 300 Milliliter Flüssigkeit geben. Sie müssen also bei höheren Dosen mehrere Gläser mit der DMSO-Lösung trinken.

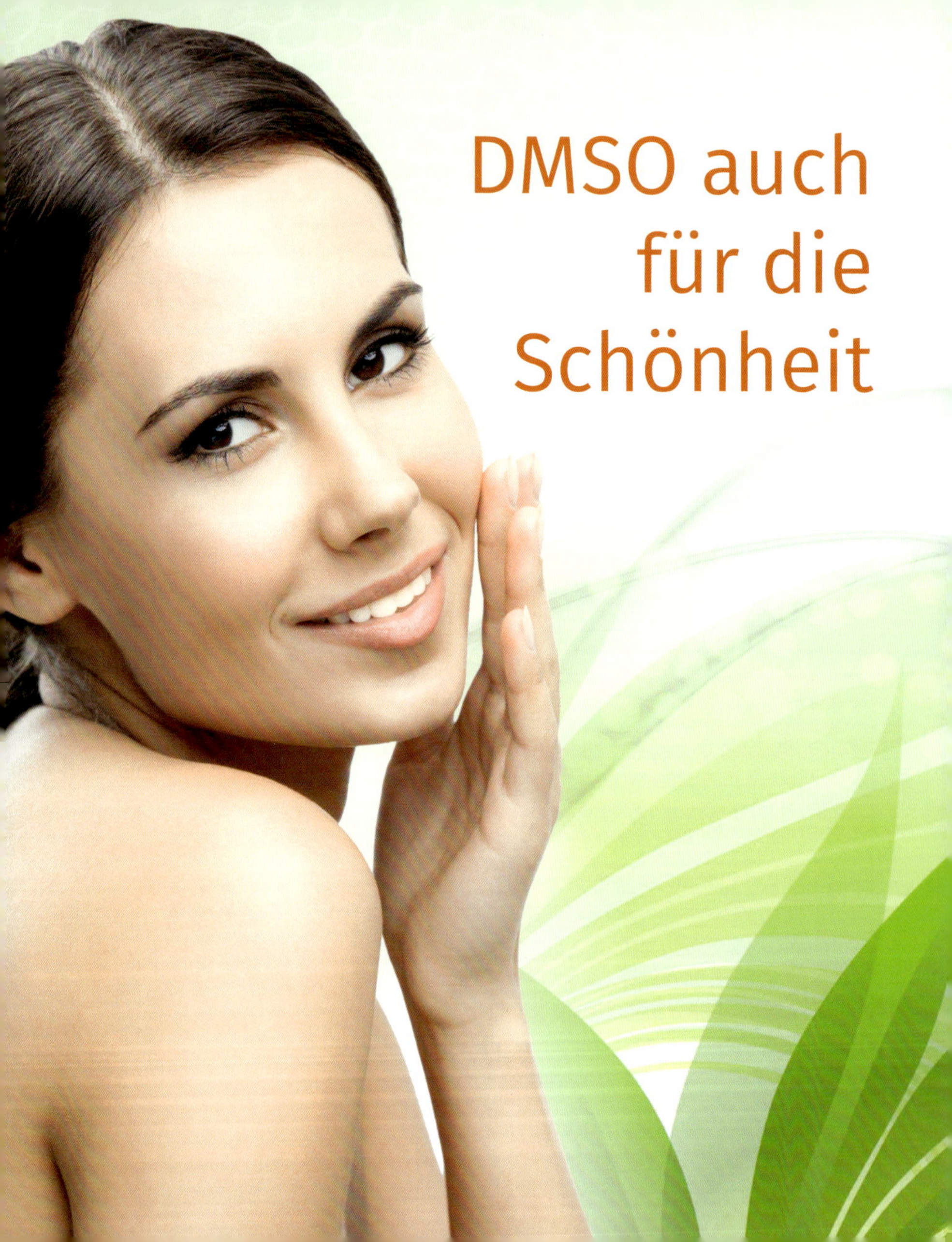
DMSO auch
für die
Schönheit

DMSO hilft nicht nur hervorragend bei den unterschiedlichsten Erkrankungen, sondern eignet sich auch für die Pflege Ihrer Schönheit. Es glättet und strafft die Haut und hat sich außerdem gegen Pickel bewährt. Es ist ganz einfach, Lotionen und Cremes mit DMSO selbst herzustellen.

Hier ein Beispiel für eine Gesichts-/Körperlotion:

- Geben Sie ungefähr einen Esslöffel Kokosöl nativ in einen Glasbehälter. Lassen Sie das Kokosöl im Wasserbad schmelzen.
- Fügen Sie nun ungefähr 1,5 Milliliter reines DMSO (99,7 Prozent) mit einer Glaspipette und anschließend ungefähr 10 Milliliter destilliertes Wasser hinzu. Vermischen Sie alles gut miteinander.
- Stellen Sie die Flüssigkeit für 20 Minuten in den Kühlschrank.
- Fertig! Jetzt können Sie die Mischung auf die Haut auftragen.

Erfrischend für Ihr Gesicht ist folgende Anwendung: Mischen Sie eine 10-prozentige DMSO-Lösung, am besten mit isotonischem Meerwasser. Geben Sie die Lösung in eine Flasche mit Spritzaufsatz. Sprühen Sie die Mischung direkt nach dem Duschen auf Ihr Gesicht. Halten Sie dabei Ihre Augen geschlossen.

Eine weitere Möglichkeit gegen müde und unreine Haut ist es, eine 10-prozentige DMSO-Lösung in isotonischem Meerwasser auf die Haut aufzutragen. Am besten verwenden Sie dazu Wattepads. Lassen Sie die Lösung ungefähr 30 Minuten lang einwirken. Dann

Lotionen und Cremes mit DMSO bieten vielfältige Anwendungsmöglichkeiten

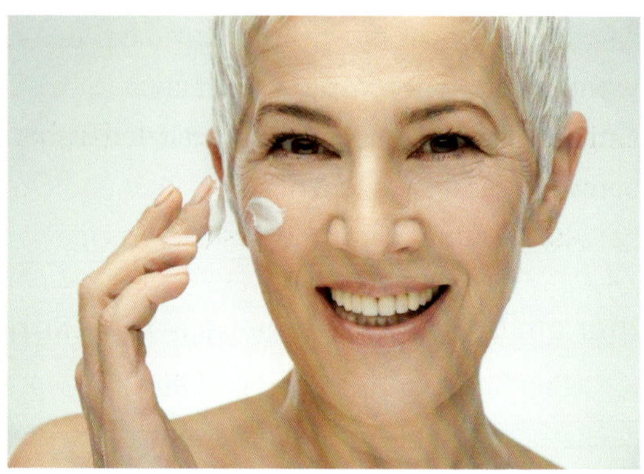

sollten Sie Ihre Haut beispielsweise mit einer Aloe-vera-haltigen Creme gegen Austrocknung schützen. Andere Kosmetika, Make-up oder Ähnliches dürfen Sie dann erst nach rund 2 Stunden verwenden.

Das Gemisch aus DMSO und den natürlichen Mineralien aus dem Meerwasser strafft die Haut, sorgt für eine verbesserte Feuchtigkeitsaufnahme der Haut und stabilisiert das Gewebe.

DMSO plus Aloe vera pflegt die Haut

Aloe vera ist eine sehr alte Heilpflanze, in deren Inneren sich ein wahrer Schatz verbirgt, nämlich ein Gel, dessen besondere Heilkraft vor allem für die Haut schon im alten Ägypten bekannt war. Das heilende Gel enthält über 200 Vitalstoffe, unter anderem wichtige Mineralstoffe wie Magnesium, Calcium, Zink, Selen, Eisen und Mangan. Außerdem ist das Gel reich an den Vitaminen A, C, E, B_1, B_2, B_3, B_6 und B_{12} sowie an Enzymen und Aminosäuren. Aloe vera wirkt antibakteriell, antiviral und gegen Pilze. Es besitzt darüber hinaus entzündungshemmende Eigenschaften.

Aufgrund all dieser Eigenschaften eignet sich das Aloe-vera-Gel sehr gut für die Kombination mit dem ebenfalls sehr wirkungsintensiven DMSO. Eine solche Kombination kann beispielsweise dazu dienen, Fältchen zu vertreiben und die Haut mit Feuchtigkeit zu versorgen. Der Stoffwechsel der Hautzellen wird angeregt, sodass vermehrt stützende Kollagen- und Elastinfasern gebildet werden. Ihre Haut wird wieder straffer und fester.

Anwendung: *Sie können natürlich eine DMSO-Aloe-vera-Kombination über das Internet bestellen. Vor allem Shops im angrenzenden Ausland und in den USA bieten solche Mischungen an. Doch das Gel lässt sich auch ganz einfach selbst herstellen: Besorgen Sie sich reines Aloe-vera-Gel, beispielsweise in der Apotheke oder im Internet, und vermischen Sie es in einem Gefäß aus Glas oder Keramik mit DMSO. Üblich sind Mischverhältnisse von 70 Prozent DMSO mit 30 Prozent Aloe vera oder 50 Prozent DMSO mit 50 Prozent Aloe vera. Sie können die Mischung in ein leeres Kosmetikdöschen abfüllen.*

Mein Tipp: *Die DMSO-Aloe-vera-Mischung eignet sich auch zur äußerlichen Anwendung bei Sonnenbrand, Brandwunden und Psoriasis. Probieren Sie, welche der beiden oben aufgeführten Konzentrationen Sie am besten auf der geschädigten Haut vertragen.*

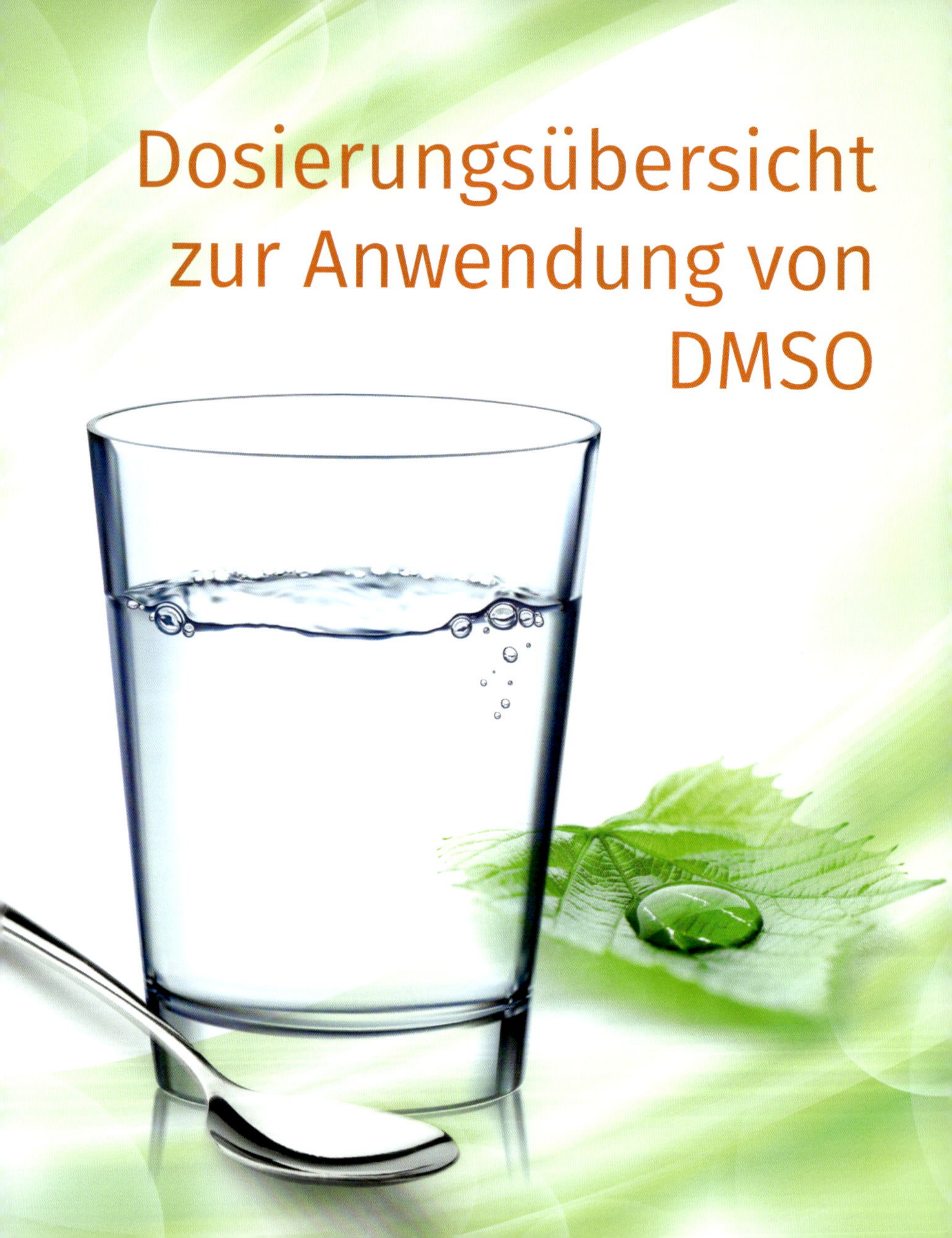
Dosierungsübersicht
zur Anwendung von
DMSO

DMSO-Konzentrationen zur äußeren Anwendung

Anwendungsbereich	DMSO-Konzentration	Verdünnungsmittel
Hautwarzen/Herpes-bläschen	80–100 %	Wasser
Beine, Füße	40–80 %	Wasser, Magnesiumchlorid-lösung, Eigenurin
Rumpf, Arme	30–70 %	Wasser, Magnesiumchlorid-lösung, Eigenurin
offene Hautstellen	15–60 %	destilliertes Wasser, isotonisches Meerwasser
Hals, Nacken, Kopf	20–50 %	Wasser, Magnesiumchloridlösung
Nasen-, Ohrentropfen	10–25 %	Wasser, isotonisches Meerwasser
Augentropfen	2–3 %	destilliertes Wasser
Mundspülung	5–20 %	Wasser

DMSO-Konzentrationen zur inneren Anwendung

Die DMSO-Tagesdosis liegt bei 0,05 bis 1 Gramm DMSO pro Kilogramm Körpergewicht. Bei einem Körpergewicht von 70 Kilogramm sind dies 3,5–70 Gramm DMSO, was ungefähr 3–65 Millilitern entspricht. Maximal werden ungefähr 16,5 Gramm beziehungsweise 15 Milliliter reines DMSO in 300 Millilitern Wasser, Tee, Saft oder Ähnlichem gelöst und dann getrunken. Einfacher ist es, einen Teelöffel aus Metall zum Abmessen zu verwenden, wobei 1 Teelöffel 3,5 Gramm DMSO entspricht. Die maximale Menge pro 300 Milliliter Wasser, Saft, Tee und Ähnlichem liegt also bei ungefähr 4–5 Teelöffeln. Für höhere Tagesdosen müssen Sie mehrere Getränke mischen.

Körpergewicht	Einstiegsdosis	Maximaldosis
40 kg	2,0 g	40 g
50 kg	2,5 g	50 g
60 kg	3,0 g	60 g
70 kg	3,5 g	70 g
80 kg	4,0 g	80 g
90 kg	4,5 g	90 g
100 kg	5,0 g	100 g
110 kg	5,5 g	110 g
120 kg	6,0 g	120 g

Fazit

Jetzt wissen Sie – DMSO bietet eine Vielzahl von Anwendungsmöglichkeiten von A bis Z. Eine DMSO-Lösung lindert Schmerzen aller Art, stärkt das Immunsystem, verbessert die Funktionen von Gewebe und Zellen, reguliert Stoffwechselprozesse und wirkt regenerierend, nicht nur für die Haut. Es lässt sich mit anderen Therapiemethoden ebenso gut kombinieren wie mit Mitteln der Schul- und der Alternativmedizin.

Die vielen Erfahrungsberichte, die mittlerweile zu DMSO vorliegen, sind durch die Bank positiv, und so ist es nicht verwunderlich, dass die Anwendung von DMSO immer mehr Anhänger hat. Vielleicht gehören Sie jetzt ja auch dazu und bestücken Ihre Hausapotheke mit DMSO? Ich wünsche Ihnen, dass Ihre Beschwerden durch DMSO schnell verschwinden, und würde mich freuen, wenn Sie mir von Ihren Erfahrungen mit DMSO berichten.

Bibliografie

- ▷ Capriotti, Kara; Capriotti, Joseph A.: »Dimethyl Sulfoxide History Chemistry and Clinical Utility in Dermatology« in: *Journal of Clincal and Aesthetic Dermatology* 5(9), 2012, S. 24–26.
- ▷ »Düstere Wunder« in: *Der Spiegel*, Heft 48, 1965, S. 163–164. Online verfügbar unter http://magazin.spiegel.de/EpubDelivery/spiegel/pdf/46275125 (letzter Abruf 08. 12. 2018).
- ▷ Fischer, Hartmut P. A.: *Das DMSO-Handbuch*. Schnaittach 2014.
- ▷ Jacob, Dr. Stanley W. (Interviewter), Weimer, Linda A. (Interviewer): »Interview mit Dr. Stanley W. Jacob« in: Oral History Collection, Paper 60, 1998. Online verfügbar unter https://digitalcommons.ohsu.edu/hca-oralhist/60/ (letzter Abruf 08. 12. 2018).
- ▷ Kappel, Joseph E. (Hrsg.): *DMSO in Natur und Breitensport*. Braunschweig 1990.
- ▷ Saizew, Alexander M.: »Ueber die Einwirkung von Salpetersäuren auf Schwefelmethyl und Schwefeläthyl« in: *Justus Liebigs Annalen der Chemie* 144, 1867, S. 148–156.
- ▷ TV-Sendung *The Riddle of DMSO* (deutsch: Das Rätsel DMSO), CBS News, 60 Minutes, 23. 03. 1980. Online verfügbar unter: https://www.youtube.com/watch?v=H_szhaOS9V4 (letzter Abruf 30. 11. 2018).
- ▷ »Warten auf Wunder« in: *Der Spiegel*, Heft 19, 1965, Seite 128–131. Online verfügbar unter: http://magazin.spiegel.de/EpubDelivery/spiegel/pdf/46272532 (letzter Abruf 08. 12. 2018).
- ▷ Walker, Dr. Morton: *DMSO –Das Heilmittel der Natur*. Rottenburg 2017.

Beschwerdenregister

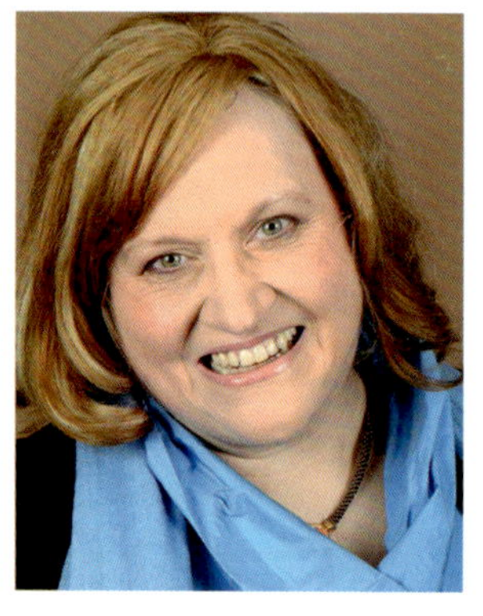

Gabriela Schwarz, Jahrgang 1958, studierte Chemie und arbeitet heute erfolgreich als freie Autorin und Medizinredakteurin. Sie hat bereits zahlreiche Patientenratgeber zu unterschiedlichen Erkrankungen (Alzheimer, Diabetes, Depression etc.) sowie Bücher zu verschiedenen gesundheitlichen Themen (Sauerkraut und Kohl – ein gesundes Gemüse, Küchenkräuter – gut für unsere Gesundheit, Die 100 gesündesten Lebensmittel, Gesunde Ernährung bei Diabetes u. a.) geschrieben. Außerdem betreut sie eine Fachzeitschrift für Psychiater und Neurologen, arbeitet als freie Autorin für einen medizinischen Fachverlag und für mehrere medizinische Fachagenturen. Gabriela Schwarz lebt und arbeitet in München.